講談社文庫

ナースコール

宮子あずさ

講談社

ナースコール——目次

第五章　生きるということ

ナースコール

プロローグ――私が看護師になった理由と、ものを書き出した理由を改めて考える

この春私は、看護師になって丸十年を迎えました。

定年まで勤めあげるならば、今年三十四歳（一九九七年現在）の私は、まだ二十六年働くわけで、まだまだ先は長い長い……。

にもかかわらず、看護師として、とりあえず十年働き続けたことは、私にとってはやっぱり自分をちょっとだけほめてやろうかな、と思えることではあります。

それは、同じ看護学校を卒業して一緒に就職した二十六人のうち、残っているのが私を含めて三人、という事実からもおわかりいただけるように、働き続ける看護師が、まだまだ決して多くはない現実があるからです。

もちろんこれは、必ずしも看護師に限った話ではありません。三十代前半という私たちの年齢は、働く女性の年齢構成グラフの、最もくびれた部分にあたります。子育て中で、一時的にでも家庭に入っている人が多いことは、職種を問わず、共通の状況でしょう。

私のように、家事にまめな夫を持ち、子供はなく、それこそその辺の「オヤジ」の

ように働ける女性は、そうそういないのかも知れませんよね。

しかし、こうした働く女性に共通の問題は敢《あ》えて別にしても、看護師は回転が速い職種だという気がします。

たとえ結婚・出産を理由に退職した場合でも、実は別のところで働いている、という人も多く、看護師自体を完全に辞めてしまう人は、意外に少ない。つまり、看護師という仕事は続けていくが、一つの施設内にとどまらないという人が、非常に多いのです。

これは、ポジティブに考えるならば、看護師が自分にあった条件を求めて、転職できる資格の強みだ、とも言えるでしょう。

一方、ネガティブに考えるならば、「ここに落ち着きたい」と思える居心地のいい職場が少ないとも言えます。

これら二つは、どちらもあたっている気がしますが、これとは別に、もう一つ看護師自身のパーソナリティの問題として、〝あくなき向上心〟〝融通《ゆうずう》の利かない真面目さ〟の問題が、あるのではないか――。

看護師の働きづらさを思う時、この看護師気質ともいうべきパーソナリティの問題が、実はかなり大きいことを、痛感せざるを得ないのです。

看護師になるということ

人の生命を預かる重責は、たとえどんなに不純な動機でこの世界に入っても、真摯《しんし》に仕事に向かわせる、圧倒的な力を持っています。

その意味では、この仕事に就《つ》く人間は、どれだけ真面目で、向上心があっても良さそうなものなんですけど、それだけでうまくいかないのがまた、この仕事の難しさ――。

それというのも、病《やまい》を抱えて病院にやって来る患者さんという人々は、決して人格的に選ばれた人たちでも、立派な人というわけでもなく、いい人も嫌《いや》な人も、フツーの割合でいます。それどころか、痛みや不安により、普段より気難しくなっている人も多いでしょう。

にもかかわらず真面目な看護師は、「患者さんから学ぶ」を文字どおりに受けとめ、己を捨てて尽くそうとする――。

ここに、どのサービス業にもない、看護師ならではの〝つらさ〟が生まれてくるのです。

マクドナルドのお姉さんのあの心地よい笑顔に、自分という人間への心からの誠意と敬意が込められていると考える人は、まずいないでしょう。

しかし、それが看護師の、患者さんへの笑顔だとどうでしょうか?

私には、それを当たり前のように考えている患者さんは、決して少なくないように見えます。この事実はともあれ、少なくとも多くの看護師は、どんな患者さんに対しても、敬意と誠意をもって心から尽くすことが、自分の使命だと、心のどこかで固く信じているのです。

そしてこのような私たちの使命感は、日々、根深いジレンマをうんでいきます。

そのジレンマとは――。

患者さんの中には、プロとして誠意は尽くせても、人間として敬意は払えない人がいるという、シビアな現実にほかなりません。

これは、選ばれた人だけが病気になるのでない以上、当然出てくる現実なのですが、看護師がこのようなことを言うこと自体、タブーになっていることがまた、難しいところ。

だから予防線を張るというわけではないのですが、この現実を並べ立てる前に、私が看護師になるまでのいきさつをお話ししようと思います。

そうすれば、私がもとは、いかにこの看護師気質からほど遠い人間であったかが、おわかりいただけるでしょうし、四苦八苦しながらなんとかこうしたジレンマと折り合いをつけるまでのいきさつも、ご理解いただけるかもしれません。

私が看護師になろうと思ったのは二十歳の時で、私は当時（一九八三年）、明治大学文学部日本文学専攻の二年生でした。

その大学を二年で中退して私は看護学校に入るのですが、そもそも大学に行くこと自体、私の予定になかったこと。そんな私がなぜ大学に行ったのか、そのいきさつからお話ししましょう。

私のこれまでを振り返る時、好むと好まざるとに関係なく、個性の強い両親のもとに一人娘として生まれた、という事実からは、やはり逃れられません。

私が物心ついたころ、父はテレビ局に勤め、母は世にいう評論家という仕事をしていました。二人は、大学の演劇研究会で知り合い、長年の同棲《どうせい》ののちに結婚したカップル。

長年母が、脚本家志望で修業生活をしていた父を経済的に援助していた関係上、両方が働くようになってからも、一家の大黒柱は母のほうでした。

このようにユニークな生活を作っていた二人は、私を従来の女性の枠《わく》に収めようとはしなかったし、既存《きそん》の権威《けんい》や価値観はとことん疑えと、お尻を叩きさえしました。あくまでも進歩的で、エネルギッシュな彼らに対しては、私はいつも、尊敬の念を禁じ得ませんでした。

子供として反抗する余地もなく、時に親離れのタイミングを逸《いっ》するかとも思われたほどなのですが、その彼らが唯一私の意思に反して強く勧めたのが、大学進学だったのです。

特に、私を大学に行かせたいという母の思いは本当に熱烈でした。

彼女は、女子に大学の門戸《もんこ》が開かれてからの、三期生。自分たちがパイオニアなのだという自負もあったでしょうし、女性が大学に行けなかった時代を知っているからこそ、大学の二字には、あくことのない憧憬《どうけい》が込められていたのだと思います。

その憧憬の前には、母自身の信念である「権威を疑え」「価値観を疑え」のほうは、ちょっぴりかすんでしまったようでした。

時代は変わり、大学が持つ意味それ自体は変わったにもかかわらず、母にとっての大学は、周囲の反対を押し切ってようやくその門をくぐった、ユートピアだったのです。

この問題をめぐっては、かなり議論が紛糾《ふんきゅう》しましたが、結局私は、母の熱意を受け入れ、大学に進むことにしました。これは、別に親のせいにするわけではなく、私の中に、親を説得するだけのものがなかったのも事実。

当時私が考えていたことといえば、母の不安定な収入を見ていて、とにかく安定した勤めに就きたいと思ったという、それだけだったんですから。

母の熱い大学への思いには、太刀《たち》打ちできるはずがありません。

「あなたのなりたいお勤め人なら、大学出てからでもなれるでしょう？　働くのは一生なんだから、あせって四年早く働かなくたって、いいじゃないの」

最後はその言葉に納得して、私は受験を決めました。

日本文学を選んだのは、当時近世文学に興味を持っていたからという、実に単純な動機。まあ、みんな大学の選び方なんて、この程度のものかも知れませんけど。

しかし、いざ大学に入学してみたら、母の言葉を鵜《う》呑《の》みにした自分の認識がいかに甘かったかが、すぐにわかりました。

当時は、男女雇用機会均等法ができるきっかけともなった、女子大生の就職難が騒がれた時期。私は入学早々、自分は果たして、定職に就けるだろうかという不安に怯《おび》えるようになったのです。

入学直後からこのありさまですから、もともと、大学に入ったこと自体本意でなかった私は、すぐに別の道を考え始めました。かといって、中退する決心もつかず、「とりあえず卒業してから何か資格を取ろうか」という程度で、自分をなだめる日々。ただ卒業だけを望んで大学にいるうち、大学の中の、〝学歴〟という部分だけが肥大化してきたのです。これは、自分がそれまで学校教育の中で、最も問題に感じていた部分であり、自分がその中に取り込まれていくことが、許せませんでした。

いやあ、今にして思えば、若い！　選択ですよねえ。それでも私はその若さと潔癖《けっぺき》さに身を任せ、中退という道を選んだのです。

そして不思議なことに、いざ辞めてみたら、大学なんて、行こうが行くまいが、大きな問題ではありませんでした。

人間、何にこだわって生きるかは、その人がどの価値観が通用する枠の中で生きているかによって、決まってくるもの。大学を辞めてしまえば、学歴主義という価値観なんて、数あるピラミッドの一つでしかないことが良くわかりました。

この自分の変化を体験できただけでも、私は大学に行ったこと、そして中退したことに、全く後悔はありません。

さらに言えば、基本的に私は、とてもイジイジしていて、人目を気にする人間なので、すぱっと割り切って何かをする、っていうことが少ないんです。はた目に思い切ったことをしている時も、いつもイジイジ、実は悩んでる――。これはきっと、私だけじゃなくて、多くの人がそうなんじゃないかなあ。

そんな中で、スパッと大学を辞めたことは、私の中で数少ない、かっこいい思い出。そんな思い出を持てた自分は、とても幸せだったと思うんです。

こうして私は大学を辞め、半年の受験勉強を経《へ》て看護専門学校に入学するのですが、それではなぜ看護師だったかというと、実はここがかなりあいまいなんですよ。

就職難を前に私が心に決めたのは、絶対職にあぶれない資格職に就きたい、ということでした。しかし、資格職にもいろいろあれど、それなりの給料と雇用が保障される仕事って、探すと意外にないんですよね。

それでも、自分の好みも踏まえていくつか選び出した候補が、オートバイの整備士、鍼灸《しんきゅう》師、助産師の三つ。

この中で、機械ものをいじるのがやはりダメ、ということで整備士が落ち、ものすごい徒弟制度《とていせいど》があるという理由で鍼灸師が落ち……。

最後に残ったのが、助産師だったのです。

もとから、母の影響もあって、女性問題には関心があり、いろんな運動に小さいころから顔を出していました。当時は、そうした女性たちの中で、お産や中絶、避妊《ひにん》など女性の身体の問題を社会的に考えようという気運が盛り上がっており、そこで何かができるのではないかと、助産師を希望したのです。

助産師になるためには、まず看護学校を出なければなりません。私の看護学校受験は、こうした助産師志望から、スタート。そして三年間の看護学校生活の間に、助産師への関心が薄れ、看護師のまま就職し、現在に至っています。

このような経過から思い知るのは、たまたまの偶然で看護師になった自分の姿です。

私は母のようにフリーの立場で生きていくことは絶対に大変だと思っていたので、とにかく安定した勤めに就きたいと、その思いは本当に真剣でした。

そして、人として生まれたからには、ちゃんと自分で食べていける仕事を持つんだ、とも思い決めていた。つまり勤労意欲は本当に強かったんですが、じゃあ看護師という仕事への思い入れはどうだったかというと、正直そこには、あまり深いものはなかったんです。

それでも、一つ私が思っていたのは、「人間は、たまたま縁あって就いた仕事を一生懸命続けていくものなんじゃないか」ということでした。

これは、それぞれに夢破れながらも今現在の仕事を大切にしている両親の姿から学んだものかも知れません。

多くの人は、希望通りの仕事には就けないかも知れないが、それでも一生懸命それを続けていくことが尊《とうと》いのだという確信だけは、割とはっきり持っていたんです。

そしてこの確信は、女性が長く続けられる仕事はそうそうないという現実に直面して、ますます強くなりました。その意味では、看護師という仕事は新人時代も今も、かけがえのない、縁あった私の仕事なんです。

「できないこともある」と自覚して

こうした成り行きによって看護師になった私も、やはり看護師になるための教育を受けてくる中で、看護師気質を自然に身につけていきました。

特に、卒業して看護師になってからは、他の同期の看護師と比べてもとても不器用で、技術的な面でのコンプレックスが強かったぶん、とにかく優しい看護師であろうと、努力したつもりです。そして三年ほどたったところで、患者さんの人間性という、シビアな問題に突き当たりました。

「治療費を払っているんだから」と、一人でお風呂にも入れるのに、下半身をタオルで拭いてほしいと希望する、患者さんのセクシャル・ハラスメント。

患者さんのために家族とともにターミナルケアについて考えようと話を持っていっても、いずれくる遺産のことしか頭にない家族たち。

約束した採血の時間に、十秒おくれただけで、ティッシュの箱を投げつける患者さん。

ちょうど世がバブルの真っ最中だったせいもあるのでしょうか、患者さんやその家族の振る舞いに、看護師が傷つけられる場面が、数多く出てきたのです。

さらにこれに追い打ちをかけるように、「看護師不足」がやってきました。そしてそれを取りあげるマスコミの報道も、看護師の仕事のマイナス面ばかりをあおり立てるものが多い割に、私たち自身が感じている本当のつらさは、何も出てきません。

私たちがつらかったのは、決して下の世話や夜勤ではなかったのです。手を尽くしても手を尽くしても足りないところばかり言われる徒労感や、患者さんとの人間同士のぶつかりあい。これこそが、つらさの本質的なものだったと思います。

これらは、おそらく昔から存在していた問題でしょうが、患者さんの求めるレベルが高くなったことや、慢性疾患《まんせいしっかん》の相対的な増加から、よりシビアになってきたのでしよう。

健康を求めつつそれが得られず、フラストレーションが強い患者さんは、年々増えていきます。そして家族の支援も不十分なケースが増えれば、そのフラストレーションは、最も身近な医療者である、看護師にどうしても向いていくのです。

こうした状況の変化がある中でも、基本的な看護師気質は変わらないため、看護師の多くは患者さんからの厳しい反応を全て自分のせいと引き受け、疲れはてていくのではないでしょうか。

自分自身、そのジレンマに悩み、自分を責め続け、もういかんともしがたい状況になった時、ようやく私は看護師にだってできないことがあるよ、と自然に思えるようになりました。

長年の医師との争いの中で「医者に治せないものでも看護で癒《い》やせるんだ」と肩ひじ張ってこなければならなかった歴史を持つ看護師の世界では、「できないことがある」ことを自然に認めることが、できにくい雰囲気があります。

しかし、考えてみれば、他人である患者さんのすべてを知り、すべてを癒やしてあげようなどと、考えることは傲慢《ごうまん》なこと。

できないことがたくさんあることは織り込み済みで、それでもなおかつできる範囲のことをしていこうと考えると、気持ちが楽になったのです。

このように肩の力が抜けると、逆に今度は、患者さんの人間的に不完全な部分も、気にならなくなりました。患者さんがどんなに意地悪な人でも、口汚い人でも、それは別に私のせいではない。もちろん、自分の対応を反省する気持ちは持ちますが、患者さんのすることが全部正しいわけでも、決してないんですよね。

こんな風に割り切って考えたからといって、具体的に何が変わったということはありません。表面的には、患者さんに対して波風立てないようには関わっていますし、なるべくなら相手の意に添うようには関わっています。

それでも、何もかも自分の責任と自分を責めなくなり、かつ、相手にも非があると心の中で思うことを自分に許すだけで、本当に気持ちが楽になったんです。

それからは、たとえば人生の終末で、人として見たくない、人間の醜《みにく》さをさらけ出されても、ありのままの現実を受けとめられるようになりました。

私たちは、いい人・悪い人を選《よ》り分けるのが仕事ではなく、悪い人をいい人に矯正《きようせい》する仕事でもありません。いい人はいい人なりに。悪い人は悪い人なりに。少しでもいい療養《りようよう》をしてもらうように、関わるのが、私たちの仕事なのです。

書き続けられる理由

そして、私が文章を本格的に書き始めたのも、こうした自分の心の変化が、大きく関わっています。このプロセスを同業者に伝えることで、少しでも楽な気持ちで働ける人を増やしたかったし、この仕事のいい面を、お互い確認し合いたいと思ったからです。

私は、母の影響もあって、初めて人目に触れる文章を書いたのは、五歳の時でした。

以後、ぽつりぽつりと書き続けてきたので、報酬《ほうしゅう》をいただいて文章を書くというキャリアは、実はかなり長いのです。

そしてその文章は、女性問題に関する内容が多く、大変かたいものばかり。それで食べていけるというものではもちろんありませんでしたし、本人も全くその気はなかったんです。

ですから、看護師になる時は、もう書くのは辞めようと漠然《ばくぜん》と思っていましたが、それでも成り行きで、仕事は取っていました。

こんなことを書くのは、本当に物書きになりたいとがんばっている方には、あまりにも失礼なので、これまでずっと黙っていたんですが……。看護師になったことばかりでなく、今こうして物を書いていることさえ、私には、本当にたまたまのことなのです。

それでも、看護師になったことで、初めて物書きとして伝えたいことにめぐりあえた縁には、いくら感謝しても感謝しようがありません。

看護の現場では、人間の本当の姿が良く見えます。それは時に目を被いたくなるほど利己的だったり、残酷だったりもしますが、その中にも、いじらしく、生きることに必死な人間のありようが見え隠れする時、私はこの場所を、かけがえのない自分のフィールドと感じるのです。

そして、この気持ちを伝えるには、これまでの成り行きを大切に、看護師を続け、仕事が来る限りは書き続けていくということしか、ないような気がします。

かなり身の上話が長くなりましたが、これはあくまで、連載していた文章を一冊にまとめるにあたっての、長い前書きなのです。

この本には、科学雑誌『Ｑｕａｒｋ《クオーク》』と東京新聞への連載が、まとめて収録されています。

ぶちあけた話をすると、一度雑誌や新聞で発表したものを一冊にまとめるのは、個人的には気が引けるのです。だって、すでに原稿料をいただいているのに、その上印税まで、というのはちょっと、おいしすぎる。そして、若いうちからそんなおいしいことばかりしていると、書き下ろしに取り組む体力が段々なくなって来るんじゃないかと、ちょっと恐いんですよね。

ただ、それを敢えて今回まとめたのは、この二つの連載が、とりわけ楽しんで取り組んだものだったから。特に『Ｑｕａｒｋ』に連載していた分は、科学雑誌だったこともあり、典型的な理系男性として、わが連れ合いの話もふんだんに出てきます。頭で悩むタイプだった私が、体を動かして働くようになったことで、文章もかなり軽くなったな〜。私自身は、そんなことを改めて感じながら、これを読み返していました。

皆さんはどのように感じて下さるでしょうか。それが楽しみです。

第一章

素顔に戻るとき

看護師を続けられる性格

私は元来とても怒りっぽくて、人の好き嫌いが激しいほう。それに加えてかなり夢見がちで、ひらめいたらすぐに体が動く気質《たち》だし、落ち着きがない。おまけに派手好き。かなりがさつでアバウト。声が大きく笑い上戸《じょうご》。はしが転げてもおかしい年齢が、三十歳になろうとする今（一九九三年当時）まで続いています。

これはどれも悪いこととは思いませんが、世の中の人が考える看護師の、清らかでしっとりした真面目なイメージからは、ちょっとかけ離れているのかなあとは思う。でも、看護師稼業《かぎょう》を長く続ける人の多くはこのように、一見看護師に向かない人なんじゃないかなあという気もするんです。

はっきり言って、この仕事はあまりに真面目すぎる人には続かない。続いたとしても、それは本人にとってかなりの苦痛を伴《ともな》うでしょう。辞める看護師が多いのは、この真面目すぎる人が多いことも大きな理由のひとつではないか、と思うくらいです。

なぜ真面目すぎるとつらいかと言えば、真面目な人は何かあるとすぐに自分の責任と思ってしまうでしょう？　人の生命を預かる以上、そうした真面目さがまるでなくては困りますが、そもそも人の生命はいつかは終わるもの。また、これまでまるで知らなかった人のお世話をするわけですから、コミュニケーションが取りにくいことだってあるわけです。

こうした限界をあまりに真面目な看護師はついつい忘れてしまって、気がつけばスーパーマンになろうとし、逆に人間としての謙虚《けんきょ》さを忘れているように見えることがあります。また、自分と同じ真面目さを患者さんに求めても、煙ったがられるだけで終わってしまいます。

看護師をやっていてつくづく思うのは、医療の基本的姿勢は〝人事を尽《つ》くして天命を待つ〟だなあ、ということ。いくら手を尽くしても死はいつかやってくるものであって、〝人事を尽くす〟中でそのことを忘れてしまうことが、多くの不必要なまた不自然な死を生み出しているのだと感じています。

人事を尽くす時は、真面目に真剣に。でも、その中でも天命を待つ潔《いさぎよ》さを忘れないこと。

これが看護師に求められる姿勢であり、天命を待つことができるようになった人は「なるようにしかならないわよ」と、時に明るく言えるようになります。

ひと言で言うなら、明るさと楽天性に裏づけられたほどほどの真面目さ。それが看護師を続ける上で大切なのです。

（1993・4・18）

勤務スケジュールに心が躍《おど》る

看護師が給料日の次に待ち望んでいるのは、次の月の勤務表が発表になる日。勤務表とは、一ヵ月のどの日が日勤《にっきん》で、どの日が夜勤かを日付ごとに示したもので、勤務者全員の名前が縦に並び、横に日付がついた一覧表なのです。

勤務表は、まさに看護師のカレンダー。一般の人たちの休日に関係なく、休んだり働いたりしている私たちは、この勤務表が出ないと友達と約束もできないんです。

まずチェックするのは、休みの希望を出した日がちゃんと休みになっているか。夜勤が何回あるか。日勤が続く日が何日あるか。準夜勤の直後に日勤があるか、などです。

夜勤の回数以上に私たちがナーバスになるのは、日勤の連続勤務。看護師は、不規則な勤務には慣れっこになっているし、夜勤手当は給与の額を大きく左右する。世間の人が思っているほど、夜勤を苦にしていない看護師も少なくありません。むしろ、日勤が四回以上続くほうが、体にこたえたりして。病院がフル稼《か》働《どう》しているのはやっぱり平日の日中ですから、その時の勤務が、一番疲れるんですよ。

また、準夜勤のあとの日勤というのは、コンディション最悪。一番評判の悪い勤務パターンの一つです。それでも私の病院では、準夜勤が夜十時までだから、まだい い。通常の三交代では夜十二時前後が交代時間になるので、その翌日の朝八時から仕事、では寝る間もないという感じです。

新人のころは、こうした勤務パターンだけでなく、苦手な先輩と一緒の夜勤がないかなんてことも、密《ひそ》かにチェックを入れたりしたもの。多分、今の新人も同じなんだろうなあなんて、ほほ笑ましく思います。だって、二十人もスタッフがいれば、すべての人とうまが合うってことは、なかなかないもの。それはそれで、仕方ないことでしょう。

それが、ベテランの数に入るようになると、体を使うシーツ交換の日や、絶対忙しくなる週明け・連休明けの日勤がないか、なんてことをチェックするようになります。ちょっと、体が疲れてきたのかなあなどと、思う一瞬ですね。

勤務表は、看護師にとって永遠のベストセラー。何度見ても飽きません。見るたびに、新しい発見があります。「この週明けの日、人が少ないんじゃない？」などと。誰かが勤務表を見て、毎日何かを言っています。

勤務表を作るのは、師長にとっての大事な仕事のひとつ。この出来のよしあしで、スタッフにとっての師長の評価の三割は決まると言えるでしょう。師長にとっても、勤務表を出す日は緊張の一瞬のようです。（1993・1・31）

〝辞めたい辞めたい〟も〝仕事が好き〟のうち

私の友人の看護師のほとんどは、実に楽しそうに看護師をやっています。それでも、ちょっと忙しい勤務が続いたりすると、すぐに〝辞めたいねえ〟となる。これは、たいていの場合〝ここんとこ、ちょっとつらいねえ〟と同義なんです。

今は看護師の労働条件の過酷《かこく》さがいろいろ取りざたされているから、雇う側も雇われる側も〝辞めたい〟のひと言にものすごくナーバスになっているよう。雇う側がナーバスになって待遇を改善してくれるのは大歓迎ですが、看護師自身があまり真剣に〝辞めたい〟気持ちと向き合いすぎるのは、ちょっとまずい気がします。

だって、仕事なんてどんなに楽しいこと、好きなことをして働いていたとしても、それが義務となるとそういいことばかりではないでしょう？　写真が好きでカメラマンになった人、絵が好きで絵かきになった人など、友人の中にはまさに趣味をそのまま仕事にしたような人もいますが……。

「やっぱり仕事にすると趣味でやってた時のような楽しさはなくなるよ。仕事をするのが嫌《いや》になることが多くてね」と、彼らはよくぐちっています。働くということ自体、時には苦痛を伴うものと考えたほうが間違いなさそうです。

看護師はいろんな人の人生を垣間《かいま》見ることができ、時には人の生死と深く関われるやりがいのある仕事だと思います。

しかし、その楽しさ、やりがいも、毎日感じていられるとは限りません。体調の悪い時もあれば気分が乗らない時もある。急患が立て続けに入った時など、忙しくて気が立つことだってあります。

そんな時、ついつい〝辞めたい〟と思うなんて、働いている人間にはよくあること。帰ってゆっくり寝れば翌朝には忘れているような、軽い気持ちの〝辞めたい〟もあるんです。

いくら看護師がいい仕事だって、毎日やりがいを感じてなきゃいけないってものではありません。そんな気持ちの揺れを許しながら、仕事というものに過剰《かじょう》な期待を持たないことも、働き続けていくための秘訣《ひけつ》じゃないかと思います。

だから、軽い〝辞めたい〟は、仲間内では話のまくらとして聞き流す。辞めたい、辞めたいと言いながら元気に働いている人のほうが、人間らしくていい気がします。二十代の半ばから〝看護師の道一筋〟と決めて、わき目もふらず働いている人のほうが〝この人大丈夫かいな〟と心配になるくらいです。（1993・7・4）

美容整形に通う人へ

「お尻の脂肪をとりに来た高校生の男の子の尻をもんでるとね、もう、これが看護師の仕事かなあって思っちゃうよ」

しみじみこう言って嘆《なげ》いたのは、ある美容外科に勤める看護師。彼女は体力的な問題から総合病院での勤務を辞めて〝楽な〟クリニックに移ったのでした。

しかしそこは、彼女の想像を絶する世界だったよう。数百万円で全身の脂肪吸引《しぼうきゆういん》に来る自称芸能人や、二重まぶた手術や豊胸術《ほうきよう》希望の高校生。まさに世の中の裏側を見るこの仕事は、彼女の感覚にすれば耐え難い毎日のようです。

「二重まぶたの手術なんて高校生の男の子も来るのよ。親に金をもらって豊胸術受ける女子高校生がいるなんて信じられる？　看護師仲間で〝親の顔が見たい〟っていつも言ってるわ。この間は高校生の男の子が来て〝友達に比べてぼくのお尻は大きいから小さくしてほしいの〃だって。もう口あんぐり。マラソンでもしてやせようとか、健康的なこと考えつかないのかしらね。今では、きれいな人を見ると、どこをいじってるのかなあって、じっくり全身を見ちゃう癖《くせ》までついたわ。人格変わらないうちに仕事変わらなくちゃって、真剣に考えてるの」

今では、あんなにしんどくて辞めた総合病院が懐《なつ》かしくてたまらないという彼女。私自身は彼女のぐちを聞きながら、ふだん、あずかり知らぬ世界の話を聞き、笑い転げていたのですが……。

それでも、ふと笑いが途切れると、やっぱり大変だなあ、としみじみ思った。いくらお金が高くて仕事が楽でも、私は了見《りようけん》違いな高校生の男の子の尻をもむ仕事って、やっぱりしたくないなあ。

「やっぱり前の職場に戻ったら？　看護師としての腕が鈍《にぶ》らないうちに」

私の言葉にうなずく彼女の気持ちは、病院への復帰に傾いているようでした。

しかし、美容整形が普通のことになりつつあるとは聞いていたけど、まさかそこまでだとは。親にもらった顔をそこそこ磨いて、あとは〝人間顔じゃないよ〟と開き直る。そんな昔ながらの生きる知恵（？）はどこに行ってしまったのでしょうか。

「どうせ年とれば、きれいでもきれいじゃなくても人間同じなのにねえ。最後に残るのは人間としての〝品〟だよね」

お年寄りを多く見てきた彼女と私は、しみじみそう言い合いました。容姿《ようし》ばかりを気にする若い子たちが増えたことは、決して彼ら自身の責任ばかりではないでしょう。人間いつまでも若くないんだよということを、自然に感じ取れる機会が欠けていること……。

そのあたりに問題が隠されている気がするのです。（1993・7・18）

忙しいからこそ〝何かがしたい！〟

自分で言うのもなんですが、看護師って、かなり真面目な努力家が多い集団だと思います。むしろ問題はついつい真面目になりすぎて、硬さがみられるところ。そのせいで、一般に働いている女性から、距離をおいて見られてしまう部分があるのかもしれません。

看護師の多くは、おけいこごとをしたり、講座に出たりするのがけっこう好き。中には二部の大学に行ったり、通信制の大学に入学している人も少なくないんですよ。

ただ、時にはその動機が「自分は看護学校卒で、大学卒ではないから」と、妙なコンプレックスであることもあって……。

　こんな言葉を聞くと、とても複雑な気持ちになってしまうのですが、でも、多くの人は「自分はもう、看護師として働いてきちんと食べていけるんだから、自分の興味を大切に、のんびり気長に勉強するわ」という感じ。働きながら学ぶ大変さをものともせず、基本姿勢としては優雅《ゆうが》に、勉強しているようです。

　春は卒業と入学の季節。看護師の学習熱も、にわかに高まります。

　私のごく親しい同僚の愛読書は「ケイコとマナブ」。去年はマラソン、一昨年はギターと、けいこを始めては三日坊主で終わっているのですが、それでも決して彼女はめげません。

「ねえ、ヨロンマラソンの夢はどうしたの？」

「ギターは何曜日に行ってるの？」

　そう言ってからかわれても、彼女は毎年、いろんな計画を立てるのです。

　その姿を見ていると、どこに行っても働ける、一生働けるという自信って、ものすごいエネルギーだなあ、と思います。その自信があるからこそ、私たちは趣味のレベルで「食べること」に無関係な部分で、自由に若々しくいられるのでしょう。

　中には勉強のために一時的に病院を去った友人もいます。保健師学校を目指していたSさん、大学を目指したMさん。結果はどうだったのでしょうか。

私も「ケイコとマナブ」の彼女と話すうち、今年（一九九三年）から美術大学の通信教育を受け始めました。ゼロから絵を描くのですから、何年かかることやら。どうしよう、と言いながらワクワクしています。

一方、先を越された彼女も何か考えているよう。本を片手に思案中です。

本当に看護師って、前向き。病棟の春は不思議な明るさをたたえています。

（1993・3・14）

学ぶことの深さを知って

今、私は武蔵野美術大学の通信教育部で、デザインの勉強をしています（注・当時は短期大学。現在は四年生大学になっています）。何かまとまった新しい勉強がしたいという、ただそれだけの動機で始めてしまったために、デッサンなどの実技課題に四苦八苦。その傍《かたわ》ら哲学、美術史、色彩学など講義科目のリポートに凝《こ》ってしまい、その本代だけでもばかになりません。

これはもう、かなり〝はまった〟状態。看護師という生業《せいぎょう》を持っていなかったら、万年すねかじり学生のコースだったなあと、仕事につくづく感謝している次第です。

一度は大学を中退した私が、こんな形で再び大学という場に足を踏み入れたのには、訳があります。それは、ある難病と闘う五十代の女性患者さんとの出会い。彼女は事務職として働く傍ら、七年かけてある大学の通信教育課程を卒業したと言います。

「あまり通信教育に理解を持たない教授についたせいもあって、卒論だけで三年かかったんですよ。でもそのおかげで、勉強が身に付きましたけれどね。ただ経済や社会の仕組みを学んで、私がこれまで抱いていたクリスチャンとしての信仰が、揺《ゆ》らいだんですよ。教会が民衆に対してしてきたことが、何だったのかと考えてしまったんです。このままでは、自分のこれまでの人生が否定されてしまうような気がして……。今度はさらにまた勉強して、真実に近付き、信仰についてもう一度考えてみたいんです。そのために、体力が続けば大学院に進みたい。学ぶことは怖い面があるけれど、やっぱり素敵なことだと思いますよ。あなたも、ぜひなさったらいい。まだまだお若いんですから。私は五十の声を聞いてからの卒業でしたよ」

そんな彼女の言葉には確固たる信念がうかがわれました。これまで勉強といえば試験のための付け焼き刃で来てしまった私は、その言葉から、人間が学ぶことの意味と深さを初めて知った気がします。それは理屈として分かっていても、何となく先延ばしにしていたことでした。やっぱり人間学ばなきゃなあと、心から思った次第です。そうして始めた勉強ですから、嫌でも力が入ります。誰にさせられるんでもなく、自分で始めたこと。もう少し早くこのことに気付いていればなあとも思いますが、生活の落ち着いた今だからこそ気付いたことのような気もする。息切れしないよう、大いにわき道にそれながら、気長に続けていくつもりです。

彼女に負けないように、頑張らなくちゃ。（1993・7・11）

長期休暇でリフレッシュ

この夏（一九九三年）は通信教育で勉強している美術大学の夏期スクーリングのため、一ヵ月にわたって長期の連休を取っています。

ただし連休とはいっても、週に一回、学校が休みの日曜日だけは出勤。日によっては夕方四時に授業が終わってからの出勤の日もありますから、完全な連休ではないんですが……。

それでも、有給休暇は毎年二、三日しか取れないのが常のところを、七日ももらっているのですから、ぜいたくは言えません。他の人に随分《ずいぶん》迷惑をかけてしまうなあと思いつつ、毎日重い画材を抱えて大学に通っています。

それにしても、有給休暇七日間で、なぜ一ヵ月もスクーリングに行けるのかと不思議に思われませんか。ここが交代勤務における休日のややこしいところ。休みが曜日に関係なく来るため、毎月の休日をためておくことができるのです。

毎月の休日は週休二日のため、土日の数と、祝日の数だけはあることになります。これを、過酷な勤務を避けるために決められたいくつかの条件を満たしながら、本人の希望を入れて割り振るのは師長の裁量。本来ならば、休日の数だけはきちんと休みを割り振った上で、さらに有給休暇をつけることが当然なのですが、人手不足のためになかなか理想的にはいきません。

特に週休二日になってからは、毎月決まった休日の数も消化できず、有給休暇ももらえるどころではない。消化し切れない休日はプラス時間として残り、病棟によってはたまりにたまったプラス時間が一人数十時間になっているところもあるのです。

こうした状況は普通の勤めの人に置き換えると、まさに休日返上で働いていることにほかなりません。しかし看護師の場合、一日くらい休日が減らされても、自分の希望した日にさえ休みが取れれば、それでいいや、という気になりやすいもの。かくして、知らず知らずのうちに過重勤務になり、使う側も使われる側もそのことに慣れてしまいやすいのです。

自分がまとまった休みを取りたいために、その前後の休日を少し犠牲《ぎせい》にするというのなら、仕方がないこととあきらめもつきます。

私も四月から随分休みを減らしてきましたが、先のことがあると思えば、まるで苦にならなかった。でもできれば一ヵ月近くたまっている有給休暇で行けるんだったら、なお良かったというのが本音。

そんな恵まれた状況が来るのはまだまだ先になりそうですよね。


（1993・8・8）

白衣でできる、かくれたオシャレ

白衣に象徴されるように、清潔《せいけつ》な身だしなみが求められる看護師にあっては、勤務中の〝装身具問題〟は、ギョーカイ全体がかかえる永遠のテーマ。ピアスひとつとっても、〝勤務中はとれ〟〝邪魔じゃないならいいじゃない〟と、病院側とスタッフでもめてる所も多いんです。

確かに、看護師は〝清潔さ〟の名の下に、他の医療職と比べても、管理されすぎてる気がしないでもない。

私の病院も看護師が勤務中にピアスやファッションリングをしてたら怒られるのに、女医さんや臨床検査技師《りんしょうけんさぎし》なんかは、フリーだもんね。おまけに、ファッションリングはダメだけど、結婚指輪はいいんですよ〜。指輪してたら手洗いが不十分になるというなら、どんな指輪だって同じだと思うけど。なぜなんでしょうね。

でも、結婚指輪が許可されてるだけ、私の病院はまだ自由なほう。私も、金とプラチナのコンビの指輪を、いつもして働いてます。正直言って私、看護師じゃなかったらわざわざ結婚指輪はしなかったと思うけど、これしかできないんだから、しかたありません。

思うに、看護師に求められるのは〝清潔〟以上に〝清貧《せいひん》〟なイメージなのかも。別に、ピアスや指輪をしなきゃ仕事ができないというわけではないが、私はやっぱり、勤務中の装身具禁止に象徴される、そのイメージの押しつけには窮屈《きゅうくつ》さを感じます。

それにしても、何かで自分を飾りたいという気持ちは、もう、人間の持つ本能のようなもの。おしゃれに関してはほとんど選択肢《せんたくし》がない状況にある看護師も、知恵を絞《しぼ》って、なんか人と違うことをしようとします。

たとえば今はやりのピンブローチ。ピンブローチの愛用者は看護師にも多く、看護師キャップを組み立てた最後に、あれで留めると、後ろ姿のワンポイントになってとてもかわゆいのです。

私は二十個くらいのこれを持っていて、その時の気分に合わせて取り替えています。おもしろいのがあるとついつい買って付け替えるんですが、中には大きすぎたりして、どうにもさまにならず、オクラ入りになってるのもあります。

昨年（一九九四年）の末のこと。ちょっとオタクなわが亭主と秋葉原でデートした時、マッキントッシュのコンピュータ形（多分128Kだと思う）のブロンズ製ピンブローチを、〝かわいい、かわいい〟と大騒ぎして買い、さっそくつけていったのですが、結果は、すさまじい不評。

「言われなきゃなんだかわからない」「でかすぎる」「フツーの人は買わない」「オタクすぎる」

と仲間の看護師からも医者からもぼろかすに言われました。とどめは、後ろを歩いていた別の病棟の年配の看護助手さんふたりが、

「あれは、亀？」「松じゃない？」

と議論してるのを聞いて、私の心にも迷いが……。最後は、98ノートをいつもい

じってる仲良しの患者さんから、

「これ、駅前で配ってたからあげる」

と外出帰りに小袋をもらい、開けてみるとそれは、ＩＢＭの三文字が躍《おど》る、クリスマス柄のピンブローチ。そのかわいさに私は休憩室に入り、そっとマックからＩＢＭに乗り換えたのでした。

この他、腕時計もなかなか楽しめるアイテムです。時にうんこにまみれ、頻繁《ひんぱん》な手洗いに耐えなければならない看護師の腕時計は、いつ捨てても惜しくない安物か、がしゃがしゃ洗ってもこわれない完全防水かのどちらか。今私の病院ではやっているのは、それほど値が張らない割に防水がしっかりきいた、色とりどりのダイバーズウォッチです。

私は、ケンゾーのファンなので、ケンゾーの完全防水の腕時計をしています。スタイルはシンプルでも、色はゴールドでけっこうハデめ。以前は男性もののサイズの時計をしていたのですが、金歯をにっと見せてわらう中年男性の患者さんから、

「いいお色の時計ですね」

と時計をなでなでしながら言われてから、女性用のサイズに替えました。

若い看護師がダイバーズウォッチなら、四十代以上の師長クラスでは、やはりロレ

ックスの時計が、圧倒的なステータス。貫禄のある女性管理職が白衣の袖《そで》からロレックスちらり、は何とも言えず絵になるもの。

清貧よりも、やっぱり、リッチだよなあ。かわゆいダイバーズウォッチが似合わなくなってもロレックスの花道があるのねと思うと——。年を重ねるのって素敵だなと思えるじゃありませんか（注・ナースキャップは、その後廃止されました。ピンブローチの楽しみも今は昔、です）。　（1995・5）

ストレス解消は恐怖の衝動買い

神経科（精神科）病棟の看護師は、以前いた内科病棟（一九九六年に異動）に比べると平均年齢がかなり高く、一番下が二十五歳。三十代、四十代のナースが中心の、私としてはとてもいやすい病棟です。

十三人しかいない看護師は、所帯が小さいぶん、家族的なまとまりがあり、皆とても仲良し。結婚している看護師が五人いる、というのも全病棟の中で一番高い既婚率《きこんりつ》で、長く働きたい人が集まっていることを示すと言えるでしょう（ちなみに、なぜか全員子供はいませんが……）。

この〝大人の魅力《みりよく》に満ちた〟病棟に来て、さらに嬉《うれ》しかったのは、大半の看護師が、衝動《しょうどう》買いを生き甲斐《がい》の一つにしていることです。

これは、神経科の看護が、時に目が落ちくぼむくらい精神的に参ることも関係するかも知れません。でも、ストレスという意味ではどこの病棟も同じですから、ストレスのせいだけにはできない気も……。

要するに、見栄《みえ》もぜいたくも覚え、小金を貯《た》めた看護師に許される、大人の遊びということなのかも知れません。

内科時代から私は、特に夜勤明けのナチュラル・ハイでの衝動買いに罪悪感を感じていましたが、ここにきてそんなのは取るに足らないことだと思うようになりました。

だって、夜勤明けの勢いで百万円以上のダイヤモンドのネックレスを買った看護師が、これまでに三人いたっていうんですから。

「現金払いでば〜ん、ボーナス一括払いでど〜ん、三十六回ローンでちびちび、と三人それぞれの性格が出てましたよ」

とは、今もこの病棟で働いている、〝現金払いでば〜ん〟嬢の弁。

「私、宝石が好きで、だめなんですよ〜。で、酔ってなくしてきちゃったりするんです」

と、あっけらかんと話す彼女を見ていると、本当に人生楽しんでるなぁ〜、ってこっちまで楽しくなっちゃいます。

それにしても衝動買いをする人間は、他人の衝動買いがなぜこんなにも嬉しいんでしょう。そこには、同じ苦労を人もしてほしい、自分だけじゃないんだという確認がしたい、といういじましい思いもあるんでしょうが……。

でも、それ以上に身近に消費という行為があっただけで、ハッピーな気分になっちゃう。そんな不思議な心理もある気がします。

先日、新宿タカシマヤタイムズスクエアのオープンの日。私と夫は、衝動買いフリークの同僚看護師と共に、開店直後のタカシマヤに行きました。

入るまでの長蛇《ちょうだ》の列の割に、ゆとりのあった店内で、私たちは、ひたすらウィンドウショッピング。しかし、ふと足を踏み入れた時計売り場で、私と夫は思いも寄らない衝動買いをしてしまったのです。

私たちが買ったのは、一つ十数万円もする、オメガの腕時計。スピードマスターシリーズの限定版である、シューマッハモデル、というものです。

二色あるうちの、私が黄色を買い、夫が赤を買ったのですが、F1ドライバーであるシューマッハのサイン入りの入れ物に入ったその時計が包まれて出てくるまでの、同僚のはしゃぎようといったら……。

思わぬ散財《さんざい》に、満足しつつも脱力し、放心状態になっている私たちの脇《わき》で、

「いや〜、いいですよ！　かっこいいですよ！　やった〜!!　自分はお金を使わずに、こんなにうれしいなんて！」

と、はしゃいでいる彼女の顔は、異常に輝いていました。

それ以後、私たち夫婦の腕には、赤と黄色のオメガがど〜んと輝いています。これがきっかけで、世に時計マニアという人が少なからずいることや、いくつ買っても収納に困らない時計が、消費の時代の象徴になっていることも、おぼろげながらわかりました。

もともと機械物が好きな夫と、消費大好きの私は、へたすると時計にはまる気配も……。でも、知れば知るほど底なし沼の世界のようで、お互い気を引き締めているところです。

聞けば、躁《そう》状態で金遣いが荒くなった患者さんが、手を出しやすいのも高級時計らしいし。今もほしい時計はあるんですが、自重《じちょう》、自重と自分に言い聞かせています。

そして、この〝夫婦でオメガ〟の話はすぐに病棟中に伝わり、衝動買い仲間が、今

日も嬉しそうに私の腕をのぞきます。

しかし、九七年には、何人かの看護師が、パリへ買い物ツアーを目論《もくろ》んでいるという噂《うわさ》もあるし。私が楽しませてもらう番も、間もなく来ることでしょう。

その日が今から楽しみな、宮子なのでありました。

（1997・1）

穏《おだ》やかにいられるコツ

寒い冬に、ぽっかぽかの話題ということで思い切って言ってしまいますが、私たち夫婦は、とても仲がいい。結婚して以来六年半、けんかというものをしたことがありません。

三十三歳（一九九七年現在）ともなると、同世代の夫婦の中には、不協和音びんびん、のカップルも……。

そんな中で、歩く時はいつも二人で手をつないで、箸《はし》が転げてもおかしい生活をしていられるのは、本当に運がいいことなんだろうと思います。

私たちがなぜ仲がいいかを考えると、一つには、子供がいないせいもあるでしょう。私の周囲を見ていても、親となり、ある役割を二人が引き受けなければならないのは、とてもしんどそうですもん。

私たちは、幸か不幸か、こうした役割から免《まぬが》れているので、相手に役割としての何かを期待しなくていい。これは、とても気楽で楽しいことだと、ポジティブに考えています。

でも、これって実は、結構お互いが試されるシチュエーションかも。なぜなら、二人とも自分で生活はできるし、しがらみとなる子供もいないしで、それでも一緒に居続けるには――。そりゃあもう、お互いの気持ちしかないんですよ。

でも、じゃあ私たちが熱烈に恋愛的な夫婦かというと、それがまた全然違う。一言で言えばお互い、〝まあ、自分の生活って、こんなもんなんだろうな〜〟と納得しながらほんわか一緒に生活してるって感じなんです。

正直なところ、〝絶対この人じゃなくちゃ〟という思いこみは、最初ありませんでした。それでも長年一緒に暮らすうち、お互いに、〝自分のわがままに耐えられるのはこの人だけかな〜〟なんてことは考えるようになっています。

これって、一見ものすごい妥協と惰性《だせい》で暮らしているように聞こえるでしょう？

でもね、私、神経科で働くようになって、〝まあ、こんなもんだろうな〜〟くらいのほんわかした気持ちで生きることの大切さを、しみじみ知った気がするんです。

いつも自分がベストの状態でいられないと自分が許せない。いつも自分が輝《かがや》いて生きていないと許せない――。

そんな張りつめた気持ちでいつも生きていたら、人間気持ちが続きませんよね。よほどのエネルギーの持ち主なら、それを貫《つらぬ》けるかもしれませんが、大多数の凡人は、いずれ〝キレ〟る時が来ます。

特に、その人の生き方や考え方が発症に大きく関係する神経症は、この〝キレ〟た状態が固定したものと言っていいでしょう。ある種の完全主義が破綻《はたん》した時、人間が崩れていくプロセスは、本当にすさまじく、悲しいもの。自《みずか》らの美しさを保つことに汲々《きゅうきゅう》としていた女性が、ある年齢を境に、風呂にすら入らなくなってしまったり、仕事一筋だった男性が、地下鉄に乗れなくて会社を休んだり――。

ここにあるのは、すさまじいまでの、all《オール》 or《オア》 nothing《ナッシング》の論理。完全にできないのなら、それを放棄《ほうき》する、という発想です。

そんな患者さんを見るたび、自分を追い込まずにほんわか生きる智恵《ちえ》を持たないと、としみじみ思います。太く短く輝いて生きるには、私たちの寿命は延びすぎたのかもしれない。

こうした神経症の患者さんに対しての治療の目標は、〝ベストの自分〟を取り戻させることではありません。〝まあ、こんなもんかなぁ〜〟と思える暮らしを作ってもらうこと。それが、ゴールなのです。

私も以前は、どちらかといえば、このall or nothingの論理に支配されているタイプでした。それが、こんなふうに穏やかに考えられるようになったのは、七割は、人間の限界を絶えず認識させてくれる看護師という仕事のおかげ。でも後の三割は、夫のおかげかな、とも思います。

彼と暮らし始めて以来、私は彼の不機嫌な顔を一度も見たことがありません。彼の口癖は、「まあ、なるようにしかなりませんよ」。

彼と一緒にいると、本当に、ほっとできるんです。

そして彼に影響されて、似たもの夫婦となっていくうちに、私たちはなんと顔つきまで似てきてしまいました。

彼は、私の職場のプライベートな飲み会にもちゃっかりついてくるような、妙になつっこい奴《やつ》なんですが、彼と私を見た人は皆、〝一卵性夫婦〟と言います。

お互い頭と顔がでかいことを除いては、別に顔かたちが似てるわけでもないんです。それでも、似てると言われる——。本当に不思議。でも、いったいどこまで似るか、こわいもの見たさもあるんだよね〜（注・今も私たちは手をつないで歩き、顔はますます似てきました）。

（1997・2）

夫と二緒の休日

先日の土曜日、夫と私は東京の上野の森美術館にニューヨーク近代美術館展を見に行きました。考えてみれば、これが数週間ぶりの二人一緒の休日。彼は完全週休二日制で土日は休みなのですが、合唱団の練習で毎週出掛けてしまう。私は私で、週休二日分の休みはあるにせよ、暦《こよみ》通りの休みではありませんから、二人で一日中一緒にいる日は本当に珍しいのです。

この日も夜勤明けではありましたが、日中はいつも通り一睡もせず。私にとって夜勤明けは休みと一緒ですから、家に帰るとすぐに上野目指して二人で出掛けました。一人の時間がほしい私たち夫婦にとって、休日が合わないことはそれほど苦ではありません。それでもたまに二人で一緒に休むと、新婚のようにはしゃいでしまいます（実はこのすれ違いが夫婦円満の秘訣かも。そういえば、新婚旅行で一週間べったり一緒にいた時が一番の危機だったようにも思うし……）。

というわけで、うきうきして出掛けた私たちだったのですが、上野で私たちを待っていたのは美術館の前の長蛇の列。結局、一時間近く待ってようやく中に入ったものの、有名な絵の前にはびくともしない人だかり。とてもじっくり絵を見るどころではありませんでした。

そこでしみじみ思ったのは、世の中、土曜休日の会社が増えたんだなあということ。週休二日制が大勢となった今、土曜の午後に人の集まりそうなところへ行くのは、行列を覚悟なのですね。

これまで人の集まりそうなところへ行くのは、平日休みの時ばかり。夏休みだって毎年普通の人の休みが終わってから取っていたくらいですから、混雑というものには、ほとんど無縁な生活を送ってきたのです。

夫も有給休暇が取りやすい職場ですから、私の休みに合わせてくれることも多かったし。美術館の人込みの中で、私はいかに自分が恵まれた休日を過ごしていたかを、思い知りました。

それでもせっかくのデートだからと、その日は博物館も回って帰りました。まあ楽しい休日でしたが、やっぱり休みは平日に限る。

「やっぱり今度評判の展覧会を見に来る時は、平日の日中にしようよ」と、二人で言い合ってしまいました。

どうせ有給休暇が取れない職場なら、平日休みの看護師でよかったと思ったしだいです。

（1993・5・23）

「家を持つこと」の重さ

私は吉祥寺《きちじょうじ》にある2DKのアパートに、夫と猫とで楽しく暮らしています。家賃が安く、ロケーションがいいこのアパート。ものすごく愛着はありつつも、最近は、手狭《てぜま》になってきた感が否《いな》めません。そこにきて、住宅も安くなってきています。手の内をあかせば、まあ、二人でそこそこの給料を取っていますから、住宅に全く手が届かないと言うわけでもない。今年（一九九五年）に入ってからは、四回目の契約更新を前に、二人で折り込み広告を見る日々も続きました。

でも、その矢先に、阪神・淡路《あわじ》大震災。さらに伊豆のあたりが揺れだしたと来て、計画は完全に宙に浮いてます。

大きなことを決めるのが決して得意でない夫は、

「せっかく建てた家が地震で崩壊《ほうかい》したらどうしよう」と今からおろおろ。「じゃあ、関東大震災が来るのを待って、買い控《びか》えるの？」と、短気な私をイライラさせています。

ただ、じゃあ私が持ち家に積極的かと言えば、必ずしもそうじゃない。理由は、特に年配の親がいる私としては、親のそばにいたほうがいい一時期というのが、遠からず来る気がします。そう思うと、身軽なほうが何かあった時にいいのかなと、ちょっと慎重になってしまうんです。

しかし、それ以上に大きな理由は、家を持つとなんか悪いことが起こる気がするから、という漠然とした恐怖。〝家を持つ〟という大仕事は、時に人間の運命を大きく狂わせる力を持っているのでしょうか。病院で働いてきたこれまでの間に、家を建てた途端《とたん》に重い病に冒された、という患者さんを何人も見てきました。

ある四十代初めの女性は、念願の家を持った途端に、白血病にかかり、約一年の闘病の末、亡くなりました。東京で医療を受けたいとの希望で、この間地元には帰らなかったため、建てた家にも、ほとんど身を寄せずじまい。週末面会に来る夫が撮った家の写真を大事に抱えながらの、入院生活でした。

まだ小さい子供たちのためにも必ず治ると、決して弱音を吐かなかった彼女です

が、いよいよ状態が悪くなった時言った、

「家に帰りたいわ。一度でいいから、あの家で暮らしたい」との言葉には、深い無念さが込められていました。

また、ある四十代後半の男性は、家を買った途端に肺がんになり、苦しい息の下でも、必死に話すのはローンのことばかり。さらに悲惨なことには、自分ばかりか妻も、手遅れの卵巣がんが見つかって……。彼と相前後して妻も亡くなりました。

高校生を頭《かしら》に、残された四人の子供たちが今どうしているのか。果たして、家は残ったのか。今でもときどき、ふと考えてしまいます。

このほかにも、二世帯住宅に建て替えて娘夫婦が引っ越してきた途端に、そこの父親が心筋梗塞《こうそく》で倒れてしまったとか、新しい家の引っ越しの荷物を片づけている時に、おばあちゃんが倒れてしまったとか、住宅購入や建て替えが、引き金になったかのような症例は、枚挙にいとまがありません。

まあ、落ち着いて考えれば、家を買うとか、引っ越すとかいうのは、人生の大イベント。ストレスもかかるだろうし、それが若い時期を抜けた、身体の変わり目に当たることが多いぶん、こうした事態が起こるとも考えられます。

また、親との同居は、もともと親の健康に不安がでてきたから考えるわけでしょう。だとすれば、同居や引っ越しの直後に倒れたとしても、驚くには当たらないのかも知れません。

しかし、そうは考えてみても、やっぱり彼ら、彼女らの、家への執着《しゅうちゃく》には、鬼気迫るものがありました。それを思い返す時、人生何が起こるかわからないんだから、あんまり手に余るようなものは持っていないほうが、いいんじゃないかと考えてしまう。それと同時に、家が持つ不気味な力というものも、否定しきれない気がしちゃうんです。

私よりはるかにベテランの先輩看護師は、占《うらな》いのたぐいは信じない人なのですが、「家を買う時は家相だけは見てもらったほうがいいわよ」

と、私たちに言います。正直なところ、私も、同感。別に、それで災難が起こらないとは思わないけど、見てもらわずに何か起こったら、きっと後悔する――。そんな気がしてなりません。しかし、それを自称〝科学者〟の夫に言っても、まるで通じない。

「そんな心配するなら、やっぱりここにいるのが一番！」

の一言で、四回目の更新を終えた次第です。

（1996・1）

「引っ越し」の理由は肩こり

〝家相〟の悪い家に入るのを恐れ、狭いながらも楽しいわが家で行こう、と決めた私たち。なのになぜか、契約更新二月目にして、なんと引っ越しが決定しました。そのきっかけは、私の異常な肩こり。十月の半ばに、私は左腕の異常なしびれと痛みを感じ、ほとんど腕が上げられない状態になってしまったんです。

そしていくつか考えられる原因の内、一番明らかだったのが、無理な姿勢でのパソコン打ちでした。ものだらけの今の部屋では、こたつに置きっぱなしのパワーブックに背を丸めて向かう形になるため、作業環境の改善はとても望めません。

――というわけで、必要に迫られた私たちは、ついに住み慣れた若竹荘をあとにすることに。折良くちょうどいい物件も見つかり、アパートから北に三分ほど行った所に新居を構えることになりました。

物件を見つけてから契約まで、数日。家相のことが気にならなかったわけではないんですけど、この間あまりにばたばたして、とても家相を見てもらう間などありませんでした。最後は、

「まあ、家も縁だから。いいと思ったところに行くのがいいのよ」と自分に言い聞かせる私。

夫はここでも理系らしく、

「家を建てたり引っ越したりした人の中で、具合の悪くなった人だけが病院に来るんですから。何もなかった人は病院に来ないんだから、家と病気の関係は、病院に来る人だけ見ていても、絶対に分からないはずですよ」と言います。根っから面倒くさがりの私は、まあそんなもんかと、最後は納得することに。占いや運勢にこだわるのは、まめな人じゃなきゃできないのね、と悟った次第です。

引っ越して作業環境をよくすれば、おそらくあの異常な肩こりも、早々は再発しないでしょう。首を引っぱったり肩を温めたりのリハビリ的な治療で今は症状もよくなり、元気にパソコンも打てるようになりました。

ただ、いくら姿勢をよくしたところで、同じ姿勢を続けること自体、身体に負担がかかります。三十分打ったらストレッチ、を心がけていますが、集中するとついつい、怠《おこた》りがちになるもの。読者の皆さんも、気をつけて下さいね。

それにしても、左腕が突然しびれて上がらなくなったときは、もう最悪のことばかり考えてしまいました。骨肉腫《こつにくしゅ》、肺がんの骨転移、リンパ腫……。これはすべて、私がこれまでに見た、同じ症状を主訴に入院してきた患者さんたちの病名です。

そして実際そこまで悪性の疾患ではないにしろ、一時は頸椎《けいつい》の後縦靱帯骨化症《こうじゅうじんたいこつかしょう》まで疑われ、ＭＲＩ（磁気共鳴映像法）までとりました。

幼い頃エレベーターにも乗れなかった、閉所恐怖症の私にとって、ＭＲＩに入れられた三十分間はまさに棺桶《かんおけ》に入れられた気分。もう一度とれと言われたら、私きっと、「ＣＴ（コンピュータ断層撮影）で分かる範囲で調べてくれ」と、言ってしまうことでしょう。

しかし、そんな思いで検査して、結果は異常なし。もちろん、異常がなければそれに越したことはないはずなのに、なんか検査して損した気分になってしまうのが、おかしなところです。

同じことを患者さんが言ったら、「異常がないのは検査して分かったことなんですから」と、理路整然と言い返すんでしょうが。いざ自分のことになるとやっぱり医療者だって、ただの人。いやむしろ、最悪のケースばかりを知っているだけに、普通の人よりさらに、小心の患者になり果ててしまうのです。

家相の件で夫が言った言葉のように、私のような病棟看護師は、〝入院を要するくらい具合の悪い患者さん〟とばかり接しているので、世の中不幸ばかりが渦巻《うずま》いているように感じがちなもの。

だから、ちょっとした症状もすごく気になるんですが、世の中、つつがなく暮らしている人も、きっと多いんでしょうね。そう頭で分かったところで、その感覚はそうそう変わりません。ただ、世の中すべてを悲観的に考えないように気をつけようと、また認識を新たにしました。

たかが肩こりから、長年住み慣れたアパートを離れる決意をした私たち。私にとっては独身時代から暮らし、二十代のほとんどを過ごした部屋ですから、愛着はひとしおです。

「本籍地だけは、ここに残しとこうか」

とどちらからともなく言いだし、本籍は移さないことに。新婚時代を過ごしたアパートに本籍があるっていうのも、またおつなものでしょう。家相を見てもらうことはかないませんでしたが、やはり引っ越しにはそれぞれのドラマがあることを、再認識した次第です。

（1996・2）

家族写真から福祉を考える

年賀状の整理をする度に、毎年いろいろなことを感じます。

まず最も謎なのが、子供だけを撮った写真付きの年賀状を出してくる親心。会ったこともない子供の顔だけが写ってても、ふ〜ん、て感じ。

私は彼ら彼女らの子供の成長よりも、どんなおじさん・おばさんになりつつあるかのほうが、はるかに興味深い。どうせなら子供だけでなく、親も一緒に写ってほしいものです。

しかしそんなこと以上に今年気になったのは、引っ越しをしている友人の多さです。

多くが借家から持ち家・マンションに移ったな、というパターンなのですが、よくよく見れば、親の老後に備えての引っ越しが、かなりの割合を占めるのです。

そういえば、夫婦二人のお気楽生活を楽しんでいる私も、一人娘として、ふと親の将来を思って眠れない夜を過ごすことも増えました。

結局は今のうちに自由を満喫《まんきつ》しよう、もう一花咲かせよう、なんて話で自分をなだめてしまうのですが、年々自分が享楽的《きょうらく》になっていくのは、きっと不安の裏返しなのかも知れません。そんなことをあれこれ考えていたら、家族全員の写真入り年賀状をくれたワーキングマザーの友人から、電話がありました。

「今はね〜、男の子しかいない母親は、保育園でも何か肩身が狭いのよ」

彼女は、二人の男の子を預けて出版社で働いています。

「かわいい服を着せて楽しいのは女の子。将来頼りになるのも女の子、ってわけ。よほどの名家や田舎に行けば、男の子が跡を継いでくれることを期待するんでしょうけど。少なくとも都会では、名より実をとって、女の子をほしがる人が、とにかく多いわ〜」

これは、私も常々感じていたこと。女性の社会進出が進んで、女の子にも夢を託《たく》せる世の中になったのを喜ばしく思いながらも、その裏にある親の介護への期待などを思うと、複雑な気持ちになっていたのです。

「確かに、私たちが小さい頃は、今と全然逆で、『でかした！　男の子だ！』みたいな風潮ってまだ強かったよね。それはそれですごく嫌だったけど、今の『女の子がいい』もなんか、本当に喜べるものではない気がするよ。病院で働いてると、親の期待が、嫁から娘に移っただけ、に見えてしまってね」

私の言葉に、彼女は大いに力を得たようでした。

「そうなのよ。結局、親は娘を当てにしているの。その上さらにすごいのは、女の子がいいって言ってるその母親自身が、いい歳して実家に頼って生活してるってこと。今はやりのコマダムって、こういう子たちなのね、って納得しちゃった」

コマダムとは、実家やダンナの資金力に頼って、専業主婦をしながら、ブランドものに囲まれたリッチな暮らしをする、一群の若い女性たちのこと。

友人にしろ私にしろ、働き始めてからは親の援助を受けずに暮らすのが当然、と思ってきたので、彼女たちの存在はもう、理解をはるかに超えています。

「親が子をからめ捕って、その子がまた親になってその子をからめ捕って、永遠に自立しない関係ができていくんだよね。ああ、素朴《そぼく》に〝女性も働いて自立しよう〟なんて言ってたころが懐かしいよ〜。私も、そんな親にならないように、気をつけなくちゃ」

二人で嘆いたあとで、最後にはやはり、そこまでして娘を取り込む親の下心、というやりきれない話になっていきます。

「結局、ほとんどの親が娘に期待しているのは、やっぱり介護の面なんだよね。日本は施設が充実してないからね」

彼女のこの言葉に、私はある種の逃げを感じました。このあたり、看護師はとても敏感です。

「でもさ、施設に親を入れればいい、って発想もちょっと淋《さみ》しくない？　みんな慣れた環境でいけるところまでいきたい、って気持ちはあるんだから。お年寄りの世話は嫌だから、看護師に、みたいな押しつけられ方って、やっぱり嫌だな」

こう切り返して、自分のきつさにまたちょっと反省。

私自身も、いざ親のために自分の時間を削る状況になれば、どのような選択をするか不安だらけなんですから。

年に一回の年賀状は、友人の近況の変化から、自分の年齢を嫌というほど感じさせてくれます。そして、〝ああ、自分だけじゃないんだな〟という安心も少々。なんの憂《うれ》いもなく遊び回れる時代は過ぎちゃったのかも知れないけど、少しは知恵が付いたぶん、気持ちを切り替えながら、一日一日を味わって暮らしたいと思う宮子なのでした。

（1997・4）

病棟内の「マーフィーの法則」

私と夫は、大の夕刊紙ファン。彼は「日刊ゲンダイ」を、私は「夕刊フジ」を買って、いつも取りかえっこをして読んでいます。

最初はプロ野球の裏情報が知りたくて買い始めたんですが、今では完全に、帰宅の友。

この「夕刊フジ」で、今、私が特に気に入っているのが、堀田《ほった》かつひこさんの四コマ漫画『ささくれーしょん』です。

これには、「びみょーな心のささくれ」との副題がついていて、私たちが日頃体験しては小さく舌打ちするような間《ま》の悪いできごとが、実にうまく描かれています。

たとえば、職場で愛想良く出た電話に限って、間違い電話だった、とか。アクが強くて金輪際《こんりんざい》顔を忘れないだろうってヤツに限って、名刺に顔写真を入れてるとか……。

まあ、感覚としては、〝マーフィーの法則〟に近い気がしますが、より日常生活のディテールに素材を求めているところが、思わず引き込まれる所以《ゆえん》。

毎回読んでは、

「あ、これ、あるある!」

と、二人で大笑いし、今では、間が悪いことがあると、「ささくれーしょん」と一言いって固まってみせるのが、二人のお約束になっています。

そして、私がなぜこの漫画にひかれるかというと、私の日常もまた、「ささくれーしょん」の連続だからに他なりません。それも、その「ささくれーしょん」は時に命がけ……。

そのいくつかの例を、紹介しましょう。

まず、なんといっても命がけなのは、医師の能力をめぐるあたりはずれ。笑って済ませてはもちろんいけないんですが、それにしてもよくこれだけ間の悪いことが起こるものだと思うくらい、この手の「ささくれーしょん」な状況がしばしば起こるんです。

〝死にそうな患者さんがいる時に限って、当直は出来の悪い研修医〟

〝点滴の下手な医者しか病棟にいない時に限って、患者が点滴を抜きまくる〟

〝眼科医が当直の日は急変が多い〟

これはもう、なんの説明もいりませんよね。

また、患者さんと看護師の関係がこじれるのも、この「ささくれーしょん」の積み重ねがものをいいます。

〝口うるさい患者の食事に限って、間違って上がってくる〟

〝痛がりの患者の血管は、たいてい細くて一回で採血できない〟

〝急変が起こった時、酸素吸入のセットは出払っている〟

〝たまにしか来ない家族が来た時に限って、寝たきりの年寄りはいつも失禁している〟

このようにして、看護師は患者さんからの信頼を失っていくのです。

いくら自分の身をすり減らしてそれまで関わってきたとしても、時にこうした間の悪さにすべてをぶち壊されるのが、看護師の仕事のこわいところ。

私がこの世に神も仏もないと思うのは、まさにそんな一瞬です。

それから、患者さん同士の人間関係にも、「ささくれーしょん」は見られます。

〝神経質な患者の隣のベッドの患者に限って、無遠慮で騒々《そうぞう》しい〟

〝暑がりの患者の隣には、たいてい寒がりの患者が寝ている〟

〝吐き気のある患者の横では、誰かが思いきり失禁する〟

患者さんは皆、自分のことで手一杯なので、なかなか人への思いやりまでは期待できません。

時には転室につぐ転室で、看護師も様々な気遣いから、精神的にぼろぼろになります。

また、看護師が一人で耐える「ささくれーしょん」もあります。

〝手に付いたうんこに限って、この世のものとは思われないほどくさい〟

〝心を込めて体を拭《ふ》いた直後に、たまりにたまった便が出る〟

〝手術室に連れていく時間が押している時に限って、ストレッチャー（輸送車）に載っている酸素ボンベは空である〟

〝ハラペコで出勤してきた夜勤では、朝まで休憩が取れない〟

〝死亡宣告の時になると、腹が鳴り始める〟

これはもう、書き出せば数限りない。本当に病院は、看護師の「ささくれーしょん」の宝庫なのです。

それだけに私としては、この漫画の面白さを、なんとか職場でも広めたいのですが……。

何しろ夕刊紙といえば、おやじの読み物という偏見《へんけん》（？）が未だに根深くて。この楽しさを分かち合える女性がいないのが、なんとも残念なところです。

どうぞこれを読んだ皆さん、「夕刊フジ」を手にとって、『ささくれーしょん』を読んでみて下さいね（注・連載は終わりましたが、コミックスになっています）。

（1997・3）

第二章

医療者としての看護師

あなたにもできる下《しも》の世話

看護師にとっては、下の世話は本当に日常の仕事で、ことさら「大変なお仕事ですねえ。よくできますねえ」などと言われると、かえって複雑な気持ちになります。おっしゃる方は、素朴《そぼく》にほめてくださっているのだとは思うのですが、本来なら、排泄《はいせつ》なんて誰でもすること。寝たきりのお年寄りを抱えた家族の方だって、簡単な排泄の世話はできるはずなんです。

中にはそれを、さも自分たちにはできませんとばかりに看護師をほめあげ、病院に任せっきりにしようとする本音が見え見え、という方も、少なくない。まるでうんこなんて自分には無縁、というような気取った態度に、何とも違和感を感じるんですよ。

「看護師さん、お通じしちゃったみたいで、臭いんですよ。よろしくお願いします」と、家族がナースコールしてきたと思ったら、そのまますぐどこかに行ってしまう。看護師からすれば、おむつの替え方を説明して、自宅に戻せるようにしたいと思っていても、まるで逃げるようにどこかへ行ってしまいます。そして、終わったころに帰ってきて、「ああ、臭い」と言って消臭剤をまく——。こういう態度って、世話を受けている患者さんにとってもいたたまれないものじゃないかなあ、と思いますが、なかなか言葉では言えません。

こうした家族の関わり方を見る中で、看護師の気持ちも、少しずつ影が差しそうになります。「私、下の世話をした時に、家族の人からやたら感謝されると、何かとても落ち込んじゃうの。何でかしら」。以前、そう言っていた同僚がいました。本当に、看護師の気持ちは、複雑。素朴にお声をかけてくださる方には申し訳ないことなのですが。

下の世話に対する嫌悪感《けんおかん》は、看護師にはありません。食べるところから出すところまでのお世話の方法と根拠《こんきょ》について、きちんと学んできていますから。私たちのこの感覚も専門教育を受ければこそということを考えれば、そうでない家族の方に、多くを求められないとも思う。でも、何だか思いやりの部分までが最近とみになくなっている気がして……。専門家として任せてもらえるのはうれしいんですが、嫌《いや》なことして押しつけられるのは、人間にとって、悲しいことですよね。

世界中の人が、自分もうんこをする人間なんだ、ってことがきちんと分かっていれば、そのあたりの思いやりって、回復できると思います。それを伝えていくのもこれからは看護師の仕事かなと思い直して、元気に頑張るしかなさそうです。

（1993・1・24）

明るく「うんこ」と言えるたくましさ

看護学校に入ってから初めて病棟実習に出るまで、私は看護師の仕事について、まるで知りませんでした。

そんな私が、病棟に初めて出て驚いたのは、〝若くて、きれいな先輩看護師さんたちが、「うんこ」とか「おちんちん」とか、いとも自然に口にしていること。私自身、決してその手の話は嫌いではなかったのですが、いざそうした言葉が日常的に使われてるところに行くと、いやあ、やっぱりものすごいカルチャーショックを受けましたね。

最初は妙な照れがあって、なかなかそうした言葉が使えませんでした。認知症のお年寄りが必死に奇声を発しながらおなかをたたいている横で私は、「排便ですか？いかがなさいました？」などと、ひたすらおろおろしているばかり。でもそこに看護師が来ると、「うんこ？」と一言聞くだけで、お年寄りは大きく頷《うなず》き、一瞬にして意思の疎通《そつう》がはかれるのです。

――それはもう、魔法のような光景でした。

以来私は、看護師になるなら、大きな声で明るく、「うんこ」と言えなきゃだめなんだと思い、今に至っています。もちろん、相手の気持ちを考えた上で、「お通じ」「排便」など、使い分けてはいますが、いつでも「うんこ」と明るく言える気持ちは持っていたいのです。そして、いくつかの体験を経て、「うんこ」は私の人間観の、根っこの一つにもなっています。

数あるうんこの話の中でも忘れられないのは、消化器系のがんの最末期だった、五十代の男性との関わりでした。

その人は理科系の研究者で、自分の病気についてもよく理解していました。全身の痛みは骨への転移によるもの。おなかが張るのは、がん性腹膜炎による腹水のせい……。彼がそれに気づかなかったとは、まず考えられません。

ところが、腹水による苦痛が大きくなるにつれて、彼が望んだものは浣腸《かんちょう》でした。最初は、おなかが張るので少しでも便がたまると苦しいのだろうと考えていたのですが、彼の真意はそうではなかったよう。彼は、すべての苦痛のもとが便のせいであるかのように言い、それこそ一日中絶え間なく、浣腸を希望するようになったのです。

もちろん、普通の状態の彼であれば、そのような考えを持つことは考えられません。しかし、死の恐怖と肉体的な苦痛を前にして、彼の思考は悲しいまでに単純化したように見えました。

すべての苦しみを排泄したい——。彼はそう思ったのではないでしょうか。

「うんこが出きったら気持ちがいいだろうなあ」

「そうですね。浣腸しましょう」

「悪いねえ。出るかなあ?」

「大丈夫。出ますよ」

私たちがそう請《う》け合うと、彼は本当に嬉《うれ》しそうな顔をしました。そして、浣腸を終えて、

「たくさん出た?」

と心配そうに聞く彼に、私たちは、たとえ少ししか出ていなくても、「たくさん出ましたよ」と答える。彼との日々は、まさにそんなことの繰り返しでした。

彼に限らず、末期の患者さんとの関わりには、排泄が大きく関わってきます。ターミナルケアというと、いわゆる下の世話とは対極にある精神的な行為と思われやすいようですが、決してそうではない。深い部分で人間と関わる看護の仕事は、排泄とい

う、人間にとって根元的な機能と、切っても切れない縁で結ばれているのです。

末期の患者さんと、うんこが出たことを一緒になって喜ぶには、やはりある程度の精神的な強さも必要ですが、「うんこが出る」ことそのものを明るくとらえることが基本です。

うんこの世話をすることは、別にそれほどたいへんなことではありません。人間、誰でもうんこはします。どんなに立派な仕事をしている人も、それなりの人も……。だから、下の世話をしていることでやたら同情されるのも、あがめられるのも、私の実感にはあいません。

人は便の前には、皆平等。うんこを通して、私、人間みんなちょぼちょぼだって、知りました。医者をやってた人も、魚屋さんだった人も、学者だった人も、サラリーマンだった人も、学校の先生だった人も、やっぱりうんこは黄土色から茶色。お金持ちだからって金が出てきたりはしないのです。

看護という仕事は、けっこう知的な仕事であり、これからそうした側面がどんどん強くなっていくのでしょうが、看護の世界に博士や政治家がどんどん生まれても、「うんこ」と明るく言えるたくましさは、忘れてほしくありません。

人は便の前には、皆平等。それを知っていることが、この仕事の強みですから。

看護師のやりきれなさ

看護師というものはあくまでも患者さんの側に立って看護をするべきものだから、患者さんのことを決して悪く思ってはいけない……。

多くの看護師はそう心に思い決めて病院で働き始めるもの。でも、患者さんだって看護師だってそこは人間同士だから、そうそう理想通りにはいきません。

そんなことはちょっと考えれば分かることなのですが、看護師って、時には厳しさを求められるにしても、基本的には病気の人に対して優《やさ》しく接しなければいけない仕事でしょう。それを外から求められ、自分もプロとしてそれに応《こた》えようとしているうちに、患者さんを第一に考えようとする気持ちが相手を全面的に受け入れ、立てなければいけないという強迫観念に変わってしまうきらいがあるんですよね。

でも、二年ほどたって仕事に慣れてみると、患者さんの人間性というものがだんだんよく見え始めて、正直なところ、どうしても受け入れられない患者さんも時には出てきます。

(1995・3)

病気でつらいんだろうということをさっぴいても、周りに対する配慮《はいりょ》のかけらもない人や、看護師をあごで使いたがる人、などなど。

そんな人に限って家族も嫌がって病院に来ず、友達もいない。そうなると、すべてのはけ口は看護師に向き、当たられ、泣かされ、胃が痛くなることだってあるんです。

よく言われる医療批判の中身として、患者さんは病院本位の医療の中で、人間性を無視された弱者だという考え方がありますよね。それは確かにそうした一面があることは認めますが、じゃあ看護師が患者さんに君臨《くんりん》する強者かといえば、それはそうとばかりは言えないのです。

看護師は、患者さんに尽《つ》くして当たり前と思われているぶん、時には患者さんに対して自己主張しにくい弱い立場にもなりうる。そのことを、ぜひお分かりいただきたいと思います。

そのことを痛切に思うのは、看護師に対しては高飛車《たかびしゃ》に出る患者さんが、医師に対しては必要以上におもねるのを見たとき。医師に対してははっきりものを言えない体制があること自体が問題なのだと思いつつも、看護師と医師とで態度を使い分ける患者さんの意識にも問題の根本を見る思いがします。

本音を言えば、医師が頂点に立つ医療構造で、大して得をしてこなかった看護師が、その体制が変わる中で、つけの部分だけを一手に引き受けて払わされるのはちょっとやりきれない。このあたりは、時には対立を恐れずに、患者さんにも問題提起していかないと、看護師ばかりに無理がかかる医療になってしまう気がしてなりません。私たちも、気持ちよく働きたいのです。

（1993・4・25）

優しさにも限界があるのです

看護師をしていてしばしば落ち込むのは、自分の優しさの限界を痛いほど思い知った時です。

患者さんは、時に過酷《かこく》な要求を看護師に対してしてきます。とにかく自分だけのところにずっとついていてほしい、呼んだらすぐにきてほしい。約束した時間に、一秒たりとも遅れてほしくない、などなど……。

これはどれも、当たり前な希望なのかも知れませんが、やはり、個人に専属で付いている看護師でない以上、すべての希望に百パーセント添うことは難しい。たいていの患者さんは、そのあたりの事情を分かってくれるのですが、中には、全く対話が成立しない患者さんもいて、時に〝なんで私がここまで〟と思うようなことを、言われたり、されたりすることがあるんですよ。

そんな時には、自分をなだめるのがたいへん。相手は気が弱くなっている患者さんなんだ、気が立っている時期なんだと、私なりに自分に言い聞かせて、一生懸命耐えるしかありません。でも、時にはどうにもそれができなくなることがあり、思わず言い返しては、後から自己嫌悪に陥《おちい》ったりするんです。

先日も、こんなことがありました。

脳卒中《のうそっちゅう》のために、ものを飲み込む機能がだめになっているある八十代の男性は、気管切開《せっかい》をしていて言葉が話せません。

筆談《ひつだん》も、手が不自由なためにできず、ちょっとでも気に入らないことがあると、看護師であろうと家族であろうと、かろうじて動く左手をばたつかせて、ばんばん叩《たた》くのです。

午前中、彼の身体を拭《ふ》こうとすると、足がとても汚《よご》れていることに気付きました。

「このままだと、水虫になってしまいますから。きれいに洗わせて下さい」

私は狸《たぬき》寝入りをしている彼（彼は、身体を動かされるのが嫌いで、いよいよ怒り出すまで、いつも狸寝入りで看護師を無視していました）にそう説明すると、ベッドの上に湯をはった洗面器をおいて、彼の左足をそこにつけたのです。

その瞬間、彼は気管切開部から〝はふー、はふー〟と声にならない声を出しながら、右足で私を蹴《け》ろうとしました。そして、私がひっくり返りそうになった洗面器をかろうじてどかし、もう一回説明しようと彼の顔をのぞき込むと、今度は、私の腹を力一杯左手で叩いたのです。

本音を言えば私その瞬間、看護師であることを忘れかけました。みぞおちに入った彼のパンチはあまりにも痛くて、私は思わず彼を叩き返しそうになりました。

この時ほど、〝殴ってやろうかと思う〟ことと、本当に殴ってしまうことの差を感じたことはありません。殴ってやりたいと思うところまでは看護師に許されても、本当に殴ることは、絶対許されない。私は、握った拳《こぶし》を開くと、もう、何がなんでもこの人の身体をくまなくきれいにしてやるぞ、と完全に意地になりました。

蹴りあげる足と、降り注《そそ》ぐパンチをかいくぐりながら両足を洗い終わると、最後は垢《あか》のたまったおちんちんまで光り輝《かがや》くほどきれいに洗い上げ、一仕事を終えました。

最後まで彼は、私をにらんで怒り狂っていましたが、最後、私の胸を殴った時に、私が、「殴るのはやめて下さい。殴られるのはいやです」とはっきり言うと、はっとした顔をした後、ぷいっとふてくされたように横を向いてしまったのです。

彼に、私の気持ちが通じたかどうかはわかりません。ひょっとするとすべては私の独りよがりだったかも知れない。そんな淋《さみ》しさと、彼に対して一瞬抱いた悪感情に、私はまたしても自分の気持ちの小ささを思い知り、その夜はなんか、寝付けませんでした。

言いたいことも言えない彼は、もう叩く以外の表現を持ち得ないのかも知れない。そう思えば、彼のパンチも一つの彼の個性として、受け入れるしかないのでしょうか。

でも、それをすべて神のように受け入れられないのもまた、私なのです。病気だからと、すべて相手を許すことは、かえって相手に失礼な気がしてなりません。これは看護師として私が働き続けていく中で、おそらくこれからも、きっとこだわり続ける問題だという気がしています。

しかし、そうやって自分が嫌になったり、〝だけど、そんな私でいいじゃないか〟と開き直ったりするその心の動きが、生きている実感だという気もして……。

最後の最後、私がこの仕事を決して嫌にならないのは、そのあたりの山あり谷ありを楽しめる、ドラマ好きだからなのだと思います。

（1996・3）

わが身の不幸を他人のせいにしないで

看護師になりたてのころ、ある六十代の男性の患者さんがお酒で体を壊して入院していました。

「東京の人間は冷たくて、人が困っていても誰も助けてくれない。ごみごみしてて、人ばっかり多くて、本当にいやぁな街だよ。おれはこっちに出てきて、金も家族もみんななくしちまった。体まで壊して。これじゃあおめおめと田舎にも戻れない」

彼はだれ彼ともなくこう言っては、東京を呪《のろ》っていました。看護師には必ず出身地を聞き、地方出身と聞けば、早く田舎に帰るように勧《すす》め、東京出身と聞けばさらに呪詛《じゅそ》の言葉を続けるか、ぱっと言葉を切って無視を決め込むかだったのです。

私が東京出身だと知った彼は、私にもそんな屈折《くっせつ》した態度を取り続けました。私なりに随分《ずいぶん》我慢はしました。でも、もう命なんかいらねえよと、自分の健康について投げやりになっているくせに、健康を損《そこ》ねたことをすべて人のせいにするその態度が、日に日に私は許せなくなったのです。

ある時、いつものように「東京は人が多いばっかでよ、家賃は高いし狭いし……」

と始めた彼に、私は瞬間的に言い返してしまいました。

「私たち東京に生まれた人間からすれば、地方からどんどん人が出てくるから狭くなるんだ、ごみごみするんだって言いたいかもしれないんですよ。立場が違えばみんな言うことも感じることも違うんです。でも、自分の生まれた街を悪く言われたくないのは皆同じ。自分の病気を人のせいばかりにするのが聞き苦しいのも、きっとみんな同じです。あなたが体を壊したのは、まずお酒のせいなんですから。東京がどうのと過去のことばかり言っていないで、まずお酒を断ってみたらいかがですか」

思わぬ逆襲《ぎゃくしゅう》に彼はびっくり。目を白黒させてその場は黙ってしまいました。でも、それ以後は周りの人に少し気を使い、看護師との関係も、決して悪くはならなかったんです。

私は別に、患者さんをやり込めるのが好きなわけではありません。でも、時には言うべきことを言わないと、患者さんはわが身の不幸を嘆き、それを人のせいにする、救いのない繰り返しに入ってしまうこともあるんです。

そんな時には、いちかばちかのかけも必要。今のところ、これがひどく裏目に出たことはありません。

（1993・10・10）

点滴の上達はいつ？

ある程度大きな病院になると、看護師は患者さんの身の回りのお世話に専念するために、点滴などの治療上の業務を医師に任せる所が多い。私が勤める病院もそうで、朝、若い研修医が点滴に回るのが日課となっています。

四月に入った研修医がようやく点滴に慣れるまでには、約半年はかかる。でも、中には、いつまでたってもうまくならない医師も、いるんですよねえ。

患者さんたちも、来たての研修医には寛大で、「先生、これも勉強だから、頑張ってくださいよ」なんて、泣かせることをおっしゃる常連さんもいる。私も、新人のころは採血がうまくできなくて、こうした患者さんの優しさに随分、救われたものでした。でも、三年たってもうまくならない医師には、さすがに患者さんはシビア。そうした医師が点滴当番で回ると、常連さんの姿が、ベッドから消えてしまいます。

さては、と思って、一通りいる患者さんにだけ点滴を刺してもらって、その医師にお引き取り願うと、常連さんたちが階段の陰から顔を出す。

「ねえ、宮子さん、あんたが刺してよ。看護師さんのほうが、うまいんだから。採血の時、みんな一回で入れてくれるよ。点滴だって、同じだろう。そうじゃなきゃ、違う先生を呼んできてよ」と口々に言われ、仕方なく、そっと違う先生を呼んだり、採血のついでに、とかこつけて自分で針を刺してしまったりするんです。

点滴は医師の仕事とはいっても、別に看護師がしても法律に触れはしません。私の病院でも、採血として針を刺したあと、そこに点滴で入れる薬剤をつないでしまえば「採血のついでに点滴しちゃいました」で済んでしまいますから。この辺りの業務の分け方も、いい加減といえば、いい加減ですよね。

以前いたある医師は「点滴が入らないのはあんたの血管が悪い」と患者さんを怒鳴《どな》ったことがありました。「血管に何か欠陥でも？」とギャグでその場を救おうとしたが、時すでに遅し。病室中がし〜んとして、重苦しい雰囲気になりました。

そんなことを思い出しながら、こっそり患者さんに点滴をするのですが。私もやっぱり一度で入らず、二度刺してしまうこともあります。その時の気まずさといったら……。期待を背負って刺しただけに、いたたまれない気持ちですよ。本当に、点滴や採血って、その日の調子によるんですよねえ。

（1993・2・7）

〝血も傷も苦手〟は誰でも同じ

これはとても嬉しいことなのですが、看護師の仕事についての本を出し始めてから、看護師になりたいという人たちからのお便りをたくさんいただくようになりました。

内容はといえば、〝絶対に看護師になります〟という決意表明と、具体的な相談・質問が、だいたい半々。相談内容としては、学校の選び方、勉強の仕方など、切実なものばかりです。

この三年ほどは、いただいたお便りにはすべて、返事を書くことにしています。中でも、看護師志望の人からのお便りには、最優先で。

そして、その人の夢が叶うようにと、心から願うのです。これは、私自身も看護師になろうと決めたときの気持ちに戻る、とても楽しい作業でもあるんですよ。

また、相談に答えることを通して、忘れていたことを思い出すことがあります。最近では、〝私は絶対に看護師になりたいんですが、血や傷を見るのが本当にこわいんです。看護師になれるでしょうか？〟といった内容のお便りをいただき、また暗い過去を思い出しました。

そう。私もまた、血や傷、特に傷を見るのが、極端に苦手な人間だったんです。

ところが看護学校では、二週間の手術室実習があります。

ラッキーなことに、病棟実習では、それほど生々しいものを見ずに済んでいましたが、手術室での実習となれば、さすがにそうはいきません。

ついに恐れていた手術室実習が始まり、初めて見せてもらったのは、胆石《たんせき》の手術。閉所恐怖症の私は、手術室の閉鎖された空間に入っただけで具合が悪くなり、初めから絶不調でした。

手術室の清潔を保持するためにつけるマスクの下で、息は弾《はず》み、鼻息は荒くなり……。皮膚に切開が入った瞬間自分は倒れるだろうと、じっとその時を待ちました。

ところが、いざ手術が始まってみると、予想していたような恐怖は襲《おそ》ってきません。

腹部の手術野の消毒が終わり、鋭利《えいり》なメスでそこに切開が入って血液があふれ始めても、ほとんど私は動じることなく、その部分に視線を注いでいました。

それには、二つの理由があります。一つは、手術室の緊張感が、自分を非日常的な感覚にしてくれたこと。そしてもう一つは、顔と手術野以外のほとんどの部分が清潔な布で覆《おお》われていたおかげで、〃人の身体が切られている〃という感覚を、持たずに済んだことです。

こうして、私は、恐怖におののくはずだった手術室実習の滑り出しが好調だったことに、おおいに気をよくしました。

が、実はクライマックスは、まだまだ先にあったんです。

実習も終わりに近づいたある日、私は慢性中耳炎の手術室に入りました。さらに、小さな手術ということで、看護師とともに介助に入ることを許された私は、もうやる気満々。

念入りに洗った手に滅菌《めつきん》手袋をつけ、全身を清潔なガウンに包んで、手術開始の時を待ったのです。

今では術式も覚えていませんが、その手術は耳鼻科ではかなり大がかりなもので、全身麻酔で行われていました。介助をするといっても下働きにもならない学生の私は、じっと見ているだけ。

しかし、看護師から消毒されたはさみを受け取りながら、執刀医《しつとうい》が低い声で、

「学生さん。ちょっと、耳持ってて」

と言ったので、私は患者さんの耳を、そっと引っ張るようにしました。

すると次の瞬間、はさみが耳のつけ根をじょきじょきと切り裂き、耳はもう今にもとれそうな状態。それを見たとき、私の足下は大きく揺れました。

私の記憶はそこで完全に切れています。倒れた私は空《あ》いている手術室の手術台に寝かされ、心配した看護師が付いていてくれました。

ああ、私は完全に、迷惑女になってしまったのです。

今となっては言い訳になりますが、人間の身体の一部が切られていることが生々しくわかる耳の手術は、大がかりな腹部の手術よりも、はるかに痛そうだったし、気持ち悪かったんです。

手術の場に入ったのは、後にも先にも、あの実習だけ。あの手術は今見ても、倒れない自信はあまりありません。

それでもかなりスプラッターな場面も見ながら、こうして看護師を続けているんですから。〝血も傷も苦手〟だって、仕事と思えば、なんとかなるものだと思います。

そもそもそんなもん、初めから得意だったら、そのほうが危ないんじゃないでしょうか。

（1996・11）

〝かわゆい脇役〟を通して初心に戻る

今回は、病院通なら知っている、病棟のかわゆい脇役・看護学生についてお話しします。

看護師になるためのルートにはいくつかありますが、中でもポピュラーなのは高校を出てから三年制の看護専門学校あるいは看護短大、または四年制の看護大学を経て看護師になるルートです。

これらの中で最も数として多いのは、病院に付属した三年制の看護専門学校。私が働く病院にも付属の看護学校の学生が実習に来て、時に看護師からの厳しい指導にあくせくしながら、勉強に励《はげ》んでいます。

昔は、学生を労働力として使い、学生が来れば病院は楽だった、という時代もあったようですが、今はまるで逆。一人の患者さんを受け持たせ、それ以外の業務はほとんどさせませんし、多くの場面で看護師が指導に付いて、〝学生が患者の世話をするのを世話をする〟ので、看護師自身が患者さんと関わるよりもはるかに手間がとられます。

看護学校から派遣されている専任の教員もいるのですが、数が少ないため、どうしても実習指導は病棟の看護師に任されがちになってしまうのです。

同じ学校を卒業した私としては、まさに何年か前の自分の姿を見るようで、やっぱり、学生には優しくしたいなと思います。

「学生の気質が変わって軽くなった」とか、「常識を知らない子が増えた。これからの看護はどうなるんだ」なんて言葉もこの業界では聞こえてきますが、私はあまり心配していません。

というのも、病院で様々な世代の患者さんのお世話をする中で、下の世代を嘆くことは、人間の生理の一部なのではないかと悟ったから。たとえば、明治・大正生まれの患者さんたちは、「全く昭和の人たちはいいかげんだ」と私たちの親世代の無責任を嘆いてるし、親世代は親世代で、「今の若い人たちは何を考えてるのかさっぱりわからない」って嘆いている――。

そんな場面を見ると、きっと人間って、自分以外の存在に対してあまり寛大にできてないんだろうな、と思うんですよねぇ。

だから、次の世代への嘆きは、最小限に。それは多分、自分たちも言われてきたことだろうから――。それが病院で得た、私のモットーのひとつなんです。

まず看護学生は、基本的に真面目なので、なんでも深刻に考えすぎる傾向があります。また、命に関わる仕事なんだと責任の重さを教え込まれているぶん、初めての実習では、こわくて患者さんにさわれないような学生も出てくるのです。

かなり前の話ですが、ある学生と初めて寝たきりの男性患者さんの身体を拭いたとき、こんなことがありました。

二人で手分けして身体を拭くことにして、私が彼女に「じゃあ、お下のほうを拭いてくれる?」と蒸しタオルを渡すと、彼女はほとんど半泣きの顔になり、「どうやって拭いたらいいんでしょうか」と、おろおろしてしまいました。

「へ? 普通に拭くだけだよ。お小水やお通じで汚れやすいところだから、タオルで痛くない程度に拭いてあげるのよ」と言って促《うなが》しても、彼女はどうしても手を出すことができないのです。しかたなく私が代わってこしこしとお下全体をきれいに拭くと、それを見ていた彼女がしみじみ、「粘膜《ねんまく》だから傷つけないようにしなきゃと思ってたんですが、普通に拭いても傷つかないものなんですねぇ」と言ったのです。

おそらく彼女は、粘膜を傷つけないようにと思うあまり、どうしてもタオルでそこを拭くことができなかったのでしょう。

「そりゃあ、傷つけないように気をつける必要はあるけど、多少のことでは傷つかないんだよ。だって、私たちだって、トイレに入ったら紙でしかるべきところを拭くでしょう。そのたび、血噴いたりしないでしょ？　それと同じよ」と私は言いました。

その後彼女はお下を拭けるようになりましたが、思えばこのときの彼女の感じ方って、初めて患者さんに触れる人間には共通のものだったんじゃないかと思うんです。

患者さんは、病気なんだから、とにかく大事に大事に触れなければ、壊れてしまう――。初めて病気を持つ人と関わったとき、多くの人はそう思うでしょう。そして、患者さんと関わることがこわくなって、ついつい手が出なくなったり、よそゆきの関わりになってしまうのです。

しかし実際には、患者さんも、普通の健康な人と変わらない部分を多く持っています。病気の部分と、健康な部分の両方に目をやれるようになるのが、プロとしての看護師の見方。お下の拭き方ひとつ教えるにも、そんな学生への思いがあるのです。

（1995・2）

医者の不養生

看護師をしていると、当然、プライベートでも健康上の相談をされることが増えてきます。

「それは早く病院で診《み》てもらったほうがいいよ〜」

「そんな不摂生《ふせっせい》ばっかしてるから悪いんだよ〜」

と、それなりに偉そうなことを言うんですが、じゃあ私自身が健康に注意して暮らしているかというと、それが全然そうじゃないんですよね。

食生活はラーメン中心。上にのっかってるもやしを唯一の野菜とありがたがるようじゃ、繊維《せんい》の不足から当然便秘が悪化し、下剤は手放せません。その他にも、腹が張るといっては腸を動かす薬を飲み、頭痛がするといっては頭痛薬を飲み……。けっこう薬漬けの生活を送っているんです。

さらに、あれほど健康に悪いと非難されている煙草《たばこ》とも縁が切れず、パソコンの画面には倒れるまで向かうし。それでも患者さんには涼しい顔で、「煙草は病気に悪いからやめましょう」なんて言ってるんですよ〜。

確かに、こんな自分を情けなく思うところもあります。でも一方で、あくまで自分は仕事として健康に関する知識を提供しているんであって、自分自身が健康的な暮らしをしてるなんて言ったつもりはないもん、と開き直ってもいます。

医療者と教育者は、プライベートな生活までやたら問われる傾向があります。でも、世の中、実は、〝じゃあ、おまえはどうなんだ〟と聞かれちゃあ身も蓋《ふた》もない仕事って、けっこう多いんじゃないでしょうか。

たとえば、野球の解説者。

巨人ファンで原ファンの私の母は、彼を〝チャンスに弱い〟と解説者が言うたび、「おまえはチャンスで凡退《ぼんたい》したことが、ただの一度もないんだな！」とテレビに向かってすごんでいます。

私もそれは同感。でも、だからといって、「そうそうチャンスに打てるもんじゃないですよ。僕だって、よく凡退しました」みたいなこと言ってたら、そりゃあ解説にならないってもんでしょう。

野球の解説者に限らず、評論家系の人は、皆同じように言われる運命を持っています。

でも、考えようによっちゃあ、「おめえは何様だ」と言われつつも偉そうなことを言ってくれる人もいてこそ、きっと世の中おもしろいのです。

結局、人間にとって実際に何かすることと、人がした何かを批評し、アドバイスするということとは、全くの別物で、まさに〝人のことだとよくわかる〟。それはもう人間のどうしようもない部分であり、棚に上げた自分をちょっとこそばゆく思う含羞《がんしゅう》さえあるならば、人間、自分のことは敢《あ》えて棚に上げることで飯を食っても、許される気がします。

また、敢えて自分を振り返らないからがんばれる場合もあります。

がんの専門病院に勤めている友人が数年前、こんな話をしてくれました。

「がんの専門病院っていっても、まだ、がんって病名を告げられていない患者さんもけっこういるのよ。もちろん疑いを持っている人もいるんだろうけど、それでも、自分だけは違うって思っている人も多くてね。〝あの人は、コバルトやってるからきっとがんだよ〟〝あの人は、色の濃い点滴をいつもしてるからそうだよ〟って、患者同士で話してるの。その人たち自身も、同じ治療してたりするんだけどね。それでも、自分だけは違うって思ってるの。あれって、最初は面食らったけど、人間が生きていく上で必要な強さのひとつかもしれないね」

これを聞いて私は、ものすごく感動しました。自分のことを棚に上げて、というといつも悪い行動パターンとして語られます。でも、一寸先は闇《やみ》、の厳しい闘病をしている患者さんにとっては、〝彼はそうでも自分は違う〟と信じることが、大きな力になることは確かです。

人のことだとよくわかっても、敢えてわが身を省《かえり》みない頑迷《がんめい》さと、〝自分に限っては大丈夫〟と思う楽天性があるからこそ、人間は生き続けていけるのかも知れません。

とまあ、自己弁護に終始しちゃいましたが、私はきっとこれからも似たような生活を続けつつ、でも自分だけは大丈夫と思い、人に対しては、健康の道を説いたりするのでしょう。

そして、結果が見えている病気になったとしても、〝自分だけには違った結果があるんだ〟と傍目《はため》には愚《おろ》かしくがんばりたいと思います。

人間のたくましさって、人間の立派さとはまた別の次元で存在するみたい。これが私の、今の実感です。（1995・9）

酒に厳しく煙草に甘い

最近、とみに社会のおじゃま虫になっている煙草ですが、看護師は女性一般に比べて喫煙率《きつえんりつ》の高い職種。医師の中にも喫煙者は多く、嫌煙権《けんえんけん》を主張する人たちの間では特に「本来禁煙を勧めるべき医療従事者が……」と白い目で見られているようです。

また、医療従事者には大酒飲みも少なくない。こうした生活習慣は、患者さんへの生活指導にも大きく影響してきます。

たとえば、煙草を吸う看護師は大体において、患者さんの喫煙にも寛大《かんだい》。すでに肺がんになってしまった患者さんに対しては、禁煙しろと言わないし、心筋梗塞《こうそく》後の患者さんでも、ある程度のお年を召《め》した人であれば「ほどほどに控えてください」という程度にしてしまったりするのです。

これが嫌煙派の看護師だと、正反対。絶対に禁煙を指示する範囲がぐっと広がります。

お酒についても同じこと。自分が大酒飲みの医師や看護師は「飲みたい気持ちは分かるけど、少し控えましょう」と穏やかな物言いなのに対し、飲まない人は「あれだけ飲んでれば体が悪くなって当たり前ですよ」と至ってシビアです。

私自身は恥ずかしながら喫煙者。ただし全くの下戸《げこ》なので〝酒に厳しく煙草に甘い〟看護師の典型です。そんな私に言わせれば日本は煙草に厳しくなりつつある割に、酒には甘すぎる気がする。嫌煙派の大酒飲みという人が結構いるようですが、ぜひお酒についてもお考えいただきたいと思うのです。

なぜなら、煙草で家庭崩壊する例は聞いたことがないけど、お酒はしばしばそうなりますからね。アルコール性の肝障害や、それが増悪因子《ぞうあくいんし》になる糖尿病などの数たるや、喫煙が原因となる疾患と比べて、数も因果《いんが》関係の深さも、勝るとも劣らないというのが実感です。

などと書いたのは、別に自分の喫煙を正当化するためではありません。要は医師や看護師も、かなり自分の主観で患者さんと話をしているんだということ。私のように喫煙者の気持ちが分かって酒飲みの気持ちは分からない看護師がいたり、酒飲みに甘くて喫煙に厳しい医師がいたり、それで結構バランスがとれているのかも知れないんですよね。

医師や看護師も白衣を脱げば〝分かっちゃいるけどやめられない〟一人の弱い人間。その自分の弱さを相手への思いやりに変えられればと、いつも思っています（注・2009年4月をもって禁煙しました。でも、この文章に書いた気持ちは変わりません）。

（1993・6・20）

医者と患者さんのめぐり合わせ

ある程度大きな病院になると、医師の異動が多く、また、入院する病棟が違えば受け持ちの医師が替わります。そうかと思えば患者さんのほうが望んで何ヵ所もの病院にかかっていたりすることもありますから、長い経過の患者さんの場合、何人かの医師のもとを転々とする場合が少なくありません。こうした場合に、必ずと言っていいほど患者さんの口から出てくるのが各医師の比較。

「前の先生はよく来てくれたけど、今度の先生は来てくれない」「今度の先生は若いけどよく診てくれる」などなど。中には「女の先生じゃ安心できない」「偉い先生に診てほしい」といった、首をかしげてしまう発言もありますが、要するに患者さんにとっては主治医の〝あたりはずれ〟が入院生活を送る上での一番の問題であることは、どんな場合でも確かなようです。

主治医が患者さんのお眼鏡にかない〝あたり〟と判断してもらえれば、いい人間関係のもとで互いに最大限の力が発揮できます。

しかし、その逆で〝はずれ〟と判断された場合、およそ何をやってもうまく行かなくなる場合が多いのです。そして、その差は必ずしも医師の実力ばかりでは決まらないところに、医師と患者さんの関係の難しさがあるように思います。

以前、がんで亡くなったある七十代の女性は、「前の先生がよかった」とそればかり言って亡くなっていきました。しかし、私たち看護師の目から見ると、前の主治医よりも今の主治医のほうが熱心に患者さんのもとを訪れていたくらい。ただ、決定的に違っていたのは、患者さん自身の〝病期〟だったのです。前の入院の時、彼女は抗がん剤での治療がよく効いて、元気になって退院することができました。そのおかげで前の主治医は〝名医〟となった。でも今回の入院では、彼女のがんはもう抗がん剤に反応しなくなっており、すでに手のほどこしようがなく、苦痛が増すばかりだったのです。

それはおそらく、前の主治医が受け持ったとしても、同じ状態だったことでしょう。しかし、彼はいい時期だけ受け持って去ったがために〝名医〟と呼ばれ、あとを引き受けた医師は〝ヤブ医者〟となってしまったのです。

このように、名医と呼ばれるか、ヤブ医者とののしられるかは、時に運が大きく左右します。これは看護師の質とか、病院のよしあしに対しても、同じことが言えるでしょう。そこで医療者として開き直ってはいけないわけですが、ある程度の覚悟はしておかないと日々めげてしまいます。

「僕も頑張ったけど」と彼女が亡くなった時、ナースステーションでぼそっと言った彼を私たちは「運が悪かったのよ」と慰《なぐさ》めたものでした。（1993・5・30）

医師の能力は出身校では分からない

「ねえ、私の担当の先生はどこの医大を出てらっしゃるの？　東大？　慶應？」

これは、患者さんから聞かれて看護師が最も困る質問のひとつ。そういう場合は、あいまいに「ええ、まあ」とでも答えておくと角が立たないのでしょうが、そうでない場合はなおのこと、答えに窮《きゅう》してしまいます。

なぜなら、そうした質問をする人に限って、偏差値の高い大学を出た人がいい医者だと信じているもの。そこに期待した学校の名前が出なかったら、医師との信頼関係が崩れないとも限りません。

確かに、患者さんはある程度まで医療者に命を預けるわけで、その医師に関する情報を知りたいと思うこと自体は、当然のことでしょう。でも、人間には誰しもプライバシーというものがあります。そして、学歴というものは、そのプライバシーの部類に入るもののはず。だとすれば、たとえ担当の患者さんに対してであっても、出身校まで答える義務はないような気がするのです。

それになにより、実は医師の学歴なんて、医師としての質を決める決定的なファクターにはなり得ないものなのです。そのことを、患者さんたちに分かっていただければ、医師の選び方が確かなものになるとさえ思います。

実際、私たち看護師の間では、医師の出身校なんてそれほど問題になりません。病棟でしばらく働いてみると、偏差値の高い医大を出た人が必ずしも良い医師であるとは限らないと、身にしみて分かります。

たとえば、一流といわれる医大を出た医師でも、頭でっかちでプライドばかりが先行するタイプの人は、患者さんの個別的な病状とつきあうのがうまくない。人の言うことに耳を傾けなかったり……。一方〝三流大学〟といわれるところを出ても、患者さんを診ているうちに伸びていく医師もたくさんいるんですよ。

でも、私たちがいくらそう言っても、東大、慶應、と信じている患者さんが今でも多いようです。が、「東大の医学部は、臨床で働く医師を育てる、という点では必ずしも良い教育をしているとは言えないんですよ」。東大出の医師で、こう言う人もいるんです。

東大は臨床医を育てる場としてよりも、研究者を育てる場になっているのが現実。病院での〝医療〟は、大学で研究対象として行われる〝医学〟とはかなり隔《へだ》たっていて、そのギャップを越えられずに、臨床で続かない医師が少なくないそうです。

こうなると〝良い医大を出ているから〟というだけの理由では、良い医師であるとは決められない。その人間性まで見極めて医師を選ぶ〝通な〟患者さんが増えてほしいな、と思います。（1993・6・13）

バリバリ理系は臨床には不向き

私は、両親とももものを書く人間で、とにかく見渡す限り文系ばかりという環境で暮らしてきました。

こんな私が医療の世界に入って、まあどちらかといえば理系の人たちと働くことになったのも何かの縁。でも、医者という、偏差値的には理系の頂点にいるような人たちと交わっていても、理系―文系という面での違和感は、それほど感じてこなかったんですよね。

世の中にはやはり理系という人と文系という人がいるんだと改めて認識したのは、某工業大学卒の夫と結婚してから。彼は、大学で電子工学を学び、今は東芝の研究所で働いています。私とは正反対に、両親も含め、一族郎党みんな理系なのです。

私が初めて知った理系の人たちは、確かに文系の私の理解を超えていました。

たとえば、彼らは、まず病的に細かいところと、まるで気にしないところがはっきりしています。それは思うに、自分の能力でできることとできないことの見極めがはっきりしているから。そのわけ方の合理性の程度で、ただの変人と天才が分かれるんでしょうが、たとえ合理的であっても、まわりから見てその落差はかなり奇妙です。

私が夫に理系的センスを感じるのは、愛用のマックにトラブルが生じたとき。「フリーズ」して動かなくなった画面を前に、彼なら何とかしてくれる、と帰ってきた彼に泣きつくと、

「それはコンピュータにはありがちなことですよ。はっはっは」

と、彼は笑って再起動。リセットボタンを押してもらうためにあんたを待ってたんじゃないのよ、と思っても後の祭り。

「もうちょっとやり方があるんじゃないの？　やり方が」

と怒り狂う私に、

「だって、機械には何を言ってもダメですよ。フリーズしないコンピュータはないし、バグのないプログラムもない」

と、彼は涼《すず》しい顔で言い放つのです。

そうかと思えば、エラーがでて開かなくなった絵をエディターで開いて、ポストス

クリプトをいじって根気強く修整してくれたりもします。それを初めて見た時私は、本当に彼と結婚して良かったと思いました。

その姿と、笑ってリセットボタンを押す彼との間にはあまりに大きな落差……。このあたり、単にコンピュータに関する知識の差だけでなく、理系と文系の大きな違いを、私は感じました。

つまり、典型的理系の人は、がんばる前に、それががんばりがいがあることかどうかを、きちんと見極める。その見極めがいつも正しいとは限らないのですが、そこに彼らが合理的だと言われる所以《ゆえん》があるのだと感じたのです。

文系の人間は、良くも悪くも結果以上に、プロセスを大事にします。仮に不可能と分かっていても、がんばる。その葛藤《かっとう》こそが、文系の神髄《しんずい》で、ここが、「事実」を追究する理系と、「真実」を追究する文系の、根本的な違いなのかも知れません。

で、医療の仕事はどうかというと、医学にしろ看護にしろ、仕事の質はかなり文系に近いものがあります。特に長患《ながわずら》いの、きっちり治らない患者さんが増えている今、先にある死が動かしがたいものであったとしても、〝手を尽くした〟というプロセスが大事になってきます。ですから、まずダメなものはダメ、といってしまってはそれこそ身も蓋《ふた》もない世界なので、バリバリの理系の人は、研究ならともかく、臨床の場にはいづらいんじゃないでしょうか。

「ダメだからリセット」の夫の姿を見るたびに、私は彼が医者にならなかったのは賢明な選択だと、思わずにいられません。

そんな中でも、時にバリバリの理系を感じさせる臨床医もいます。私の感じたところでは、そうした医者は循環器《じゅんかんき》と麻酔科《ますいか》に多い。どちらも、白黒はっきりしやすい、メカニックな分野だというのが、おもしろいところです。

また、医師の中には、意外に理系の分野そのものに対しての思い入れが少ない人もいます。

「先生、医学部に行かなかったら、何の勉強してた?」

と何人かの医者に聞いてみたのですが、工学部、と答えた人は今のところいませんでした。

「他は考えなかった」という答えがほとんどの中、それ以外の道では、「法学部」という答えが一番多かった。出身の医大を考えると、それは東大の法学部しかなさそうなんですが、医者でなければ、東大法学部から高級官僚、または弁護士、の道だったのでしょうか。

これって、身内しか知り得ない、ある種の医者の本音なのかも。こうした動機も、理系っぽさを感じさせる医者が少ない理由かも知れませんね。

（1995・8）

第三章　看護師だからわかること

救急車をタクシー代わりに使わないで！

私は現職の看護師ですので、患者さんのプライバシーを守る義務があります。ですからこの欄に限らず、具体的な症例を取り上げる場合はちょっと気を使う。なるべく三年以上前の出来事を選び、本質は変えないままで、誰のことか分からないように脚色《きやくしよく》する、というように私なりの工夫を凝《こ》らしています。

しかし、時にはそんな手間をかけないで、ありのままを書いたほうが公共の福祉にとっていいのではないか。そんなふうに思える症例だってあります。それは、はっきり言ってあまりに常識がなく、こんな人が増えたら真面目にやってる人間がばかをみてしまうと思えるような患者さん。

ここまで言いたくなる人には、そうそうお目にかかりませんが、最近一人いた非常識な男性を、ぜひご紹介したいと思います。彼のような人が一人でも減るようにという思いを込めて……。

ごく最近、私が夜勤の時のこと。いつものように真夜中に救急車が到着しました。「緊急入院かなあ」と思っていると、いつまでたっても急患室から連絡がない。これは軽症で外来だけで帰ったんだろうと思って朝病棟に来た当直医に聞くと、やっぱりその通り。これだけならよくあることなのですが、救急車に乗っておでましになった二十代の彼は、なんと単なる風邪ひきの酔っぱらいだったのです。

それも、あきれ顔の当直医が嘆《なげ》くことには、彼は東京近郊の友人の家から、都心のこの病院指定で延々救急車に乗ってきたとのこと。

「友達の家で飲んじゃって、家に帰るのにタクシー拾えないからって救急車呼んじゃったらしいよ。この病院の近くに住んでるって言ってたから、ここに連れてきてもらえば歩いて帰れるってわけなんだろうね」

これを聞いた私たちも、もう唖然《あぜん》。本当の急患かどうかを判断する権限のない救急隊員の人が本当に気の毒になりました。高いびきの彼を搬送《はんそう》しながら、どれだけむなしい思いをされたことでしょう。

言うまでもないことですが、みんながこんな使い方をしていたら、本当に急患が出た時に救急車が出動できません。ここまでひどい例は少ないにしろ、歩いて来られる症状でも救急車で入って来る人が後を絶たないのが現実です。

ちなみに、私が知る中で最も意味のない救急車での来院の主訴は〝おしっこが臭い〟。ビタミン剤を飲んだら尿が臭くなり、びっくりして救急車を呼んだ中年の女性でした。まあ、彼のようにずるがしこいわけではなかったのがせめてもの救いですが……。

なんか、ため息が出ちゃいます。（1993・5・9）

救急車の乱用を防ぐ妙案

タクシー代わりに救急車を使って帰宅した酔っぱらいの話を取り上げたところ、読者の方から何通かのお便りをいただきました。どれもその乱用を憤《いきどお》る内容ばかり。特に実際の救急事態で救急車を呼んだ経験のある方には、許せない乱用とうつったようです。

その反響の大きさに力づけられてというわけでもありませんが、ある日の夜勤で看護師仲間と乱用を防ぐ妙案を出し合いました。その経過を事後報告としてまとめてみようと思います。

まず、こうした乱用に対して必ず出るのが、救急車を有料化しようという案。夜勤者三人がともに思いついたのも、基本的には救急車の有料化でした。

しかし、これには二つの問題点が出てきたのです。ひとつは当然〝お金のない人は救急車を呼べなくなる〟という問題。それと同時に〝お金を払えばいいだろうという気持ちで、ますます安易《あんい》に呼ぶ人が出る〟可能性を指摘する人もいました。

この点、無料であるおかげで〝安易に呼んではいけない〟と歯止めがかかっている面もありそう。考えようによっては、半端な有料化なんてしようものなら逆効果で、いっそ有料化するんならタクシー代よりも高いくらいにしなければ、タクシー代わりに使うことをやめさせられないんじゃないか、ということになりました。

そんなことを話すうち、私の頭にちょっとした妙案が……。

「だったら、原則的に有料にして、料金をタクシー代よりかかるように設定したうえで、診察した医師が〝救急車で搬送する必要があった〟と認めた場合に限り、無料にしたら？」

この私の意見は、最初けっこう評判がよかったのですが、これにも大きな問題があったのです。

「でも、そうなると、医師による判断の違いが出てくるんじゃない？　患者さんのウケを気にして、すぐに〝搬送の必要ありでした〟って言っちゃう病院も出てきそうだし、えこひいきも出てくるわよ、きっと」

こんな鋭《するど》い指摘をする看護師がいて、議論は再び振り出しに戻ってしまいました。

救急車が無尽蔵《むじんぞう》に出せるならば、多少のズルも社会的に許されるでしょう。調子の悪い時は、タクシー呼ぶのも面倒となる気持ちも分かりますからね。でも残念ながら救急車の数には限りがあります。本当に必要な人がすぐに救急車を利用できるようにするためにも、知恵を絞らなくちゃ。

皆さんは、どう思われますか？（1993・6・27）

病院は自宅のそばがいい

私が勤めている病院は、大学病院ほど専門性が高くないので、はっきり言えば地元の人が交通の便を考えて選ぶ、という形で来院されることが多いようです。

ですから、家族にその気持ちさえあれば面会も来やすい場合がほとんど。それでもまれに、地方から専門的な治療を求めて患者さんが一人で東京に出て来ている、という例もあります。

そうした例では、かなり難しい病気の患者さんがほとんど。生命にかかわるばかりか、回復の見込みが少ない場合も少なくありません。その場合、一番難しいのは地元に帰す時期。いよいよ回復が望めず死を迎える時期になったら、少しでも家族と一緒にいられるようにしなければなりません。

そのためには、本人の希望をくじかないよう配慮しつつ、家族に仲介に入ってもらいながら、納得のうえで帰ってもらう必要があります。さもないと、いざというとき家族が間に合わないような事態も起こりうるのです。

以前、若い女性の肺がんの患者さんが九州から出て来て、一人で入院なさっていました。幼い子供と夫を残しての入院であり、すでに手遅れであったにもかかわらず〝東京の病院なら何とかなるのでは〟と、家族の強い希望での入院でした。本人もうすうすは病気のことを気付いていたようでしたが、その不安を打ち消すように、東京での治療に期待をかけておられたのです。

しかし、化学療法への期待もむなしく、彼女は急坂を転げ落ちるように悪くなっていきました。この時期を逃したら九州に帰れないと家族に言っても、もうみんながここでの治療にかけるしかないと切羽詰《せっぱつ》まった気持ちになっており、説得し切れずそのまま治療を続けることになりました。

結局、仕事で忙しいだんなさまが彼女に付き添ったのは、最後の二、三日。子供たちは母親の死に目には会えませんでした。希望通りの治療を受けての最期だったので、それはそれでよかったのかも知れません。

しかし、そこで行われた治療は東京の病院ならではの先進的な治療だったわけじゃない。地方の病院でも、そこそこの規模のところなら、受けられたはずの治療だったと思います。

本当に限られた病院でないとできない治療を要する患者さんというのは、意外に少ないものなのです。

ただ東京の病院だからいいだろうというのではなく、難しい病状であればあるほど、長期戦であればあるほど、自分たちにとって少しでも無理のない、普段の生活に近い療養《りょうよう》の場を求めるのが、最善ではないでしょうか。（1993・9・5）

病院内の人事異動

看護師の退職は、三年目と五年目に大きな山があります。それぞれ、奨学金の義務年限があけたり、結婚や、郷里へのUターンなど、さまざまな理由があると思いますが、中には、仕事の専門性を求めて病院を移っていく人も、少なくありません。

五年働くと、自分の看護師としての適性や、関心がはっきりしてきます。どの分野でやっていくのが自分にとってキャリアを積むことになるのか、考えるようになってくるのです。

看護師は医師ほど専門化されておらず、三年前後で、内科から整形外科、というように、病棟のローテーションがあります。このローテーション先が希望と合わないと、またそれも退職の一因になってしまうのです。

私が勤務している病院は、約五百床の、中堅の総合病院。診療科はあまり細かく分かれていません。

内科は消化器科と一般内科に分かれており、一般内科の中で、それぞれの医師の専門を踏まえて、患者さんを割り振っていく、という程度の専門化。病棟も、似たようなものです。

ところで、診療科の分け方って、じゅうぶん、把握《はあく》していらっしゃいますか？　私は、看護学校に入って内科と外科の違いがようやく分かりました。

結局のところ、手術をするのが外科。しないのが内科。だから、内科・外科といっても、扱う臓器によって、細かく分かれる方向にあり、内科系・外科系という表現がよく使われます。

また、病院によっても、診療科の分け方には違いがあり、一般に、専門化が進んでいる大病院ほど、細かく分かれています。大学病院になると、内科といっても、消化器内科、循環器内科、呼吸器内科、血液内科など、実に細かく分かれているのです。

私は、この六年（一九九三年現在）、内科病棟に勤めています。脳卒中《のうそっちゅう》、心筋梗《こう》塞《そく》、がん、糖尿病、腎《じん》不全……。あらゆる疾患の人が入ってきますから、疾患に対する知識は、広く浅く、まんべんなく必要です。

私は、幸か不幸か今のところひとつの病棟に落ち着いています。専門化されていない、ごちゃごちゃした今の病棟は、なんとなく自分に合っているよう。できればもうしばらく、ここにいたい。

四月の新年度を前に、ローテーションを恐れる、毎日です。（1993・2・21）

〝風邪ひきさん〟ぐらいじゃ休めない

今年の風邪はひどい、と毎年かかるたびに言っている気もしますが、確かに今年（一九九六年）は、ひどかった。

それが証拠に、今年やたら多かったのが、髄膜炎《ずいまくえん》での入院。病院全体で、年末から年始にかけて、数人の患者がいて、もともと決して多くある疾患じゃないことを考えると、破格に多い数と言えます。

まあ、すべてがそうではなかったにせよ、きっともとは風邪だったのが、頭にまわっちゃったんだろうな、という経過の患者さんがほとんど。脅かすわけではありませんが、風邪といえども侮《あなど》れないというのが、この冬の実感でした。

しかし、侮れないから、じゃあどうすると言っても、確実な予防法も、治療法もないのが風邪の現実。うがいして手洗いして、おいしいもの食べて抵抗力をつけておく以外、予防といってもないし、いったんかかったら最後、ウイルス疾患だから、抗生物質は基本的に効かない。抗ウイルス剤も出てくるには出てきましたが、まだまだ一部のウイルスしかたたけないのが現状です。

結局のところ、風邪の治療法としては、熱には解熱《げねつ》剤、喉《のど》の痛みには消炎剤、細菌感染が合併していそうだったら抗生剤、という程度の対症療法しかないのが現実なのです。

だから、よく言われるのが、「風邪には薬なんて飲んだってしかたがない」って言葉。

確かに、一般に風邪薬と言われる総合感冒薬は、売薬にしろ、処方薬にしろ、引き始めに飲んだはずなのにやっぱり悪くなった、という結果で終わりがち。入ってるアスピリンで胃だけやられて気持ち悪くなった、なんて経過を辿《たど》った日には、もう金輪《こんりん》際《ざい》風邪薬なんて飲まねえぞ、という気持ちにもなりますよね。

ところが、風邪でスタッフがばたばた倒れ、残って働いていたスタッフも過労でまた倒れ、という限りない悪循環にはまったこの冬、病棟には新説が流布《るふ》しています。

それは、〃風邪薬はやっぱり効《き》いてるんじゃないか〃説。

その出どころはというと、妊娠中に風邪を引き、まったく薬が飲めなかった看護師で、彼女に言わせると、

「いざ風邪薬を飲まないでみると、やっぱり飲んでた時のほうが、悪くならなかった気がする」と言うのです。

これって、たかだか風邪薬の話とはいえ、薬が効くか効かないかの議論の、かなり本質をつく問題を含んでいます。

一般に、効かないかも知れないとは思っても、他に方法がなければ、その薬を飲んでみようと思うのが、おおかたの人の選択でしょう。

そして、苦痛を最低限取る薬効はまああるから、多分それで、飲まないよりは楽になってるかも知れない。それを飲んで完全に治すことはできないにしても、サイテーの状態にならないようには、なんとかなってるのかも。

そう思うと、妊娠で、風邪薬を飲まないという選択を余儀なくされた彼女の言葉

が、なんとも重みを持つのです。

でも、さらに突っ込んで考えれば、根本的な治療ができない病気の場合、その治療をするかしないかという両方の例の比較って、実はほとんど不可能なんですよね。

彼女の風邪にしたって、彼女が風邪薬を飲んだ時の風邪と今度の風邪では、型も、彼女の体の状態も違うわけだから、純粋に科学的な比較にはなりようがありません。

この路線の話で、一番問題になるのは、手術できない状態の進行がんに、抗がん剤を使うか使わないかということだろうと思います。

効かない、効かないと言われながらも、やはりいざとなると、何もしないという選択をするには、勇気がいる。実際、最初から何もしないという選択をする人は少ないものです。

がんと風邪では話が違いすぎるかも知れませんが、私なんて、風邪だって、結局効かないと思いつつ、薬はいつも飲んでます。がんになっても、きっと最後まで、抗がん剤を使ってくれと、やっぱり言うでしょう。

風邪一つでも、がんの話に行ってしまうのが、看護師の現実。実際風邪一つ本当に治しきれない人間が、がん細胞を完全に打ちのめすことなんて、できないのかも知れませんよね。

と言いつつも、

「やっぱり、鼻炎カプセルは鼻づまりがとれる」なんて言ってまわり、究極の風邪薬の登場を待つ私たち。だって、交代勤務では、風邪引いても休めないんだもん。風邪で有給休暇取って寝込んでる、サラリーマンのだんなが、本当にうらやましい……。

（1996・4）

誤薬の対処法

看護師になって丸八年が過ぎた今（一九九六年）、新人のころの失敗も、そろそろ時効……。これまで口が裂けても言えないわ、墓場まで持っていくわと堅く心に決めていた失敗も、最近では、小出しに話すようになりました。

看護師の失敗といえば、一番はやはり誤薬。同姓の、違う患者さんに薬を飲ませてしまったとか、隣の患者さんに注射を打ってしまったとか、あってはならないことと誰《だれ》もが気をつけているにもかかわらず、ミスは完全にはなくなりません。

こんなことを言うと、まじめな医療ウォッチャーの方からは、どつかれそうですが、「人の命を預かりミスは絶対に許されない」はずの医療の現場にいると、逆に人間はどんな時でもミスをおかしうるものなんだということが実によくわかります。

そんな実感からすれば、医療の世界に欠けているのは、この、人間はミスをおかしうる存在なんだという前提であり、「ミスは許されない」という建て前の下に、ミスが起こりにくい体制作りや、ミスをおかした時の対処法のマニュアル化など、現実的な研究が、タブー視されているように思えるのです。

で、私も実は二回、とんでもない誤薬をやらかしたことがあります。それはなぜかいずれも、ハルシオンという、ちまたでミョーな使われ方もしているらしい、催眠剤がらみでした。

ハルシオンという薬は、銀色の小袋に入った、青い楕円《だえん》形の薬で、その特殊な外見から、すぐにそれとわかる薬。普通なら、他の薬と間違えるはずはなかったのですが、うちの病院では、入院患者さんへの処方は、朝なら朝、昼なら昼と、その時に飲む薬を一袋にまとめたワン・ドース・パックになって薬剤部からあがってくるので、外の包装紙では薬が見分けられません。

ですから、青い楕円形の薬で、寝る前のパックに入っていればハルシオン、と思い込んだのが失敗のもとだったのです。

実は、青い楕円形の薬はハルシオンの他に、メネシットという、パーキンソン病の治療薬にもあるんです。これは、並べてみた時には、間違えようがない。何しろメネシットは、ハルシオンの倍以上ある、大きな錠剤なんですから。

ところが新人の私は、メネシットなんて薬があるとはつゆ知らず。ハルシオンと思い込んで、違う患者さんに出ているメネシットを、「はい！　よく眠れるお薬ですよ」と、あげてしまったんです。おまけに、この間違いに気づいたのは、かなりあとになってから。誓って、その誤薬は一回しかしてませんが……。

ホント、大事にいたらなくて良かった、良かった。

また、もう一つの間違いは、もっとややこしい話で、ハルシオンのプラセボと、本物のハルシオンを、まぜこぜにしてしまったミス。プラセボとは、要するに、見かけは全く同じだけど薬効のない、偽の薬のことで、薬剤への精神的な依存が強い患者さんなどに、試験的に使われるものです。

これは、患者さんに偽物と知られては意味がありませんから、まさに、本物と全く同じ外見で、そのため間違えないようにきちんと袋に分けてありました。にもかかわらず、私はそれと知らずに、ごちゃ混ぜにしてしまったわけです。

「あれ？　プラセボの袋がなくなってるよ」という先輩の一言で、私は自分がたいへんなことをしたのだと気づき、半泣きになりました。

「どうしましょう？　新しく薬出してもらわなきゃダメでしょうか？」

今だったら、簡単に医師に頼める薬の再処方も、新人のころは、泣くほどたいへんな事件だった。すると、その気っぷのいい、姉御《あねご》肌の先輩は、私に向かってあっさりと言いました。

「いいわよ。どっち飲ませたって同じなんだから」

そして、そのプラセボか本物かわからないハルシオンを、にっこり笑って、患者さんに手渡したのです。

全くなんて看護師だ、と怒る向きもあるかも知れません。でも、何より私が驚いたのは、誤薬だったにもかかわらず、患者さんたちがいつもと変わらずにすやすやと寝入ったこと。メネシットを飲んだ患者さんは、飲んですぐ大いびきをかいてましたし、何日かに一回は必ずプラセボがいってたはずの患者さんも、毎日毎日、よ〜く眠ってた。

いや〜、薬の力って、本当にすごい。信じると効いちゃう人間の身体のアバウトさは、もっとすごい。

ハルシオン遊びに夢中になってるおかしな子たちは、メネシットでも、きっと飛ぶに違いない。そのあたりのばかばかしさがわかると、そうそう薬にははまらないと思うんだけどな。

（1996・6）

貼っても効かない膏薬《こうやく》

高血圧や糖尿病、心不全……。どちらが何の病気だか分からなくなるほど互いに慢性病をいっぱい持った、八十代の名物老夫婦が私の病棟にいました。

そんな二人の世話をしているのは独身の息子さん。はた目には二人の寝たきり老人を抱えてかなり悲惨な境遇なのですが、本人はけっこうケロッとしたもの。いずれ両親の介護が待ち受けている（？）一人娘の私にとっては、そんな彼の明るさに励まされるものがありました。

「宮子さん、世の中、考えりゃあそのぶんうまく行くってもんじゃあないんだよ。おれは、なすがままに生きてるって感じだが、笑って暮らそうと、考え込んで暮らそうと、うちのじいさんとばあさんがいずれ寝込んだことにはかわりないんだから。せいぜい楽しく生きといてよかったたって思うわけだ」

毎日見舞いに来るうちに仲良くなった彼は、白髪まじりの頭をかきかき、欠けた歯を見せて人なつっこく笑っていたものです。しかし、楽天的な彼は、ちょっととぼけたところもあって、とんでもない失敗をやらかしてくれたこともありました。

ある晩、おじいちゃんのほうが全身チアノーゼで、呼吸も止まりそうな状態で、病院に担《かつ》ぎ込まれたことがあったんです。おそらくもとからの心不全が悪化したのだろうと思い、すぐに点滴を入れようとしたその時……。まくり上げた腕に、強心剤を配合したフィルムのような貼り薬が三枚貼ってあることに看護師が気づきました。

はっと思って全身を見ると、あるわあるわ、背中にも腰にも、フィルムがべたべたと貼ってある。本来この貼り薬は一日一枚決まった時間に貼り替えるもので、血管を拡張して血圧を下げる働きも持つ非常に強い薬なんです。

「何でこんなに貼っちゃったの？」と看護師が聞くと、彼は悪びれずにこう答えました。「じいちゃんがあんまり腰だ背中だ痛がるんで、ばあちゃんに聞いたら、この膏薬が効くっていうから貼ったんだよ。これ、整形外科から出てる湿布でしょ？」

これを聞いて一同あぜん。おじいちゃんのショックの原因は、まさにこの膏薬だったのですから。明るいのもいいけど、もうちょっと薬には慎重になってくれなくちゃあ。

皆さんの中にはこんな人はいませんよね？　湿布と膏薬は、何でも貼ればいいというものではありません。特に透明なやつ、小さいやつは、よく注意して、指示通りに貼ってくださいね。

（1993・6・6）

ワラにもすがって尿療法

今回の話題は飲む話です。飲むといってもお酒じゃない。なんと、おしっこを飲むか飲まないかの話なんです。

今はちょっと下火になったようですが、一時期、自分のおしっこを飲んで病気を治す尿療法というものが話題になったことがありました。慢性病に悩む内科の患者さんの多くは、新しい治療法や健康法に関しては関心が高い。民間療法についても例外ではありません。

女性週刊誌で尿療法が取りあげられたのがきっかけで、それが女性の大部屋の主要な話題の一つになった時期がありました。その中でも真剣だったのは、膠原《こうげん》病で悩む何人かの患者さん。検温で彼女たちのところを回るたびに「おしっこを飲んだら本当にこの病気はよくなるのかしら」と尋ねられ、どう答えたものか迷ってしまいました。

確かに、普通に考えれば、老廃物の入ったおしっこを飲んで、病気がよくなるとは考えにくい。でも、尿療法に関して絶対に効かないと言い切るだけの勉強はしていない以上、治りたい一心で必死の彼女たちに対し、鼻先であしらうような態度はとりたくなかったのです。

また、西洋医学だけが絶対という考え方には私自身疑問も感じます。民間療法だからといってそれが即迷信とは限らない気がするのです。本人がそれをやることで前向きに闘病《とうびょう》できるなら、よほど体に害にならないことなら、やってみて損はない。

実際、私の友人の何人かは、尿療法が話題になる前から飲んで調子がいいと言っていましたから、少なくともおしっこを飲んで死ぬものでもないだろうし、絶対やめろという気にはなりませんでした。

ただ、民間療法の立場の人は、西洋医学の治療を否定する人が多く、この場合も、「尿療法をやれば、薬をやめていいらしいし……」と、患者さんは認識していました。膠原病の薬であるステロイドホルモンは副作用もあるため〝薬をやめられる〟という言葉が、どんな効能書よりも魅力的《みりょく》に見えるのです。

これに対しては、やはり、薬を続けるよう勧めざるを得ません。

「おしっこについてはちょっと何とも言えないけど。薬は急にやめたら一気に悪くなりますからね。それについては、私たちの言葉を信じてください」と歯切れが悪い返答に終始してしまいました。

その後もしばらく彼女たちのベッドの上には、尿療法のページが開かれたままになっていました。結局誰が飲んで、誰が飲まなかったのかは分かりませんが……。ワラにもすがるという気持ちってこういうものなのかと考えさせられました。

（1993・5・2）

病気知らずはご用心

私は決して予言者ではありません。でも、長年病気の人とばかり接しているおかげで、テレビに出ているタレントや俳優の健康状態を、かなりの確率で当てることができるようになりました。

誰の時、と実名を出すのは遺族の方に失礼なのであえて書きませんが、

「この人絶対、急激にやせが来てるよ。多分消化器系のがんだと思うよ」

と言ったら、後日その方が……。ということがしばしばあるので、夫からは、時に気味悪がられています。

でもそれは別に特別な勘という訳ではなく、ポイントはいつも、歯にあるのです。

特に入れ歯をしている人の場合、急激にやせると、まず入れ歯にがたつきが来るため、話し方がおかしくなってくる。テレビに出るような人であれば、入れ歯には特に気を使っているはず。

ですから、よほど急激にやせない限りは調整してもらうなり、作り直すなりするはずで、それが間に合わないと言うことは、急激にやせているんだろう……。

そんな簡単な推理なのです。

この程度なら、別に看護師じゃなくても勘がいい人ならわかること。でも最近では、通りすがりに人を見ては、

「あの人、いかにも血圧が高そう。いつか脳出血で倒れるんじゃないかしら」などと言ったり、

「ねえ、あのキャスター、絶対糖尿だと思うよ。人を非難するときのあの顔つきって、血糖が不安定でイライラしてる患者さんの顔と一緒だもん」などと論評しては、

「あなたは本当に病気が好きなんですね」と、夫にあきれられています。

まあ、これはもう当たるも八卦《はっけ》の世界。でも、血圧高そうな顔、肝臓悪そうな顔、など、なんとなく顔つきで分かる病気があるのも、本当なんですよ〜。

肝臓悪そうな顔は、黄疸《おうだん》が来るし、鼻の頭に血管が浮いたりするから分かるにして

も、高血圧が分かるのって、不思議でしょう?

　でも実際、五十代で、高血圧性脳出血で入院してきた男性の多くは、赤ら顔で、小太り。いかにも精力的に動きまわりそうなタイプで、

「俺は病気知らずだ。わっはっは」

　とか言ってさっきまで笑ってたんじゃないか、と思える人が多かったんです。もちろんこれは、全くもって私の主観ですから。

当てはまるからと言って必ずしも心配しなくていいし、そうでないからと言ってくれぐれも安心しないで下さいね。

　しかし、こんなことを考えているのは、どうも私だけではないようで、このあいだも、他の科の看護師と病気と顔つき、体つきの話で盛り上がりました。

　彼女は脳外科の看護師なのですが、彼女の説によれば、「脳外科に入って来る人はみんな頭がでかい」そう。

　もちろん、脳外科と言ってもいろんな病気があるから、これはかなり極論ですが、頭が大きい人はバランスが悪くて頭を打つ確率が高いんじゃないかなどという新説も飛び出しました。

　でも私、この説はあながち冗談とも思えない。なぜかというと私の夫は、二度も頭

を打って入院してるんですが、確かに頭がただ事でなくでかいのです。

一回目は中学生の時、校舎の四階から落ちて入院。この時は奇跡的にほとんど無傷で済んだものの、その後、高校二年の時にはワゴン車にひき逃げされ、急性硬膜下血《けっ》腫《しゅ》と脳挫傷《ざしょう》で、人工呼吸器につながれるほどの重傷でした。

「僕は悪運が強いんです。だから、これからも大丈夫」

と彼は言うんですけど、もう彼はその二回で、ほとんど運を使い果たしていそうでしょ？　だから、今度は逆に、普通の人なら絶対死なないような、ささいなことで死んでしまうんじゃないかと、密《ひそ》かに恐れているんです。

だから、彼を見る限り、〝脳外科の患者の頭はでかい〟説は、まるでデマではなさそうな気もして……。

これらの話はまあ、言うなれば戯《ざ》れ言《ごと》だし、たまたまの話なのかも知れませんが、人間の健康なんて、そんな冗談みたいな話に左右されるくらい、あやふやなものだろうという気はしています。

初対面の人と話していても、鼻の頭に走る血管をじっと見つめてしまったり、道行く人のせかせか歩く後ろ姿を見つめては、

「頭の血管が切れそうなほどあせってるね～」

などと言ってしまう私はもう、看護師そのもの。病気は看護師にとって、あまりに日常的な話題の一つなんです。（1996・5）

精密医療機器を狂わす携帯電話

最近、携帯電話の電波が一部の精密医療機器の機能を狂わせてしまう、という情報が話題を呼んでいます。

実はこれ、うちの病棟でも、以前あったんですよね。今から数年前、携帯電話が普《ふ》及《きゅう》するよりだいぶ前のことで、〝被害〟にあったのは、今も実例としてよく出される、テルモのシリンジポンプでした。

シリンジポンプとは、注射器（シリンジ）に入れた薬液を機械にセットしておくと、一時間に〇・一ミリリットルというわずかな量でもコンスタントに静脈に注入してくれる、というすぐれもの。昇圧剤やインシュリン、モルヒネなど、微量で著効《ちょこう》を示す薬剤を投与する時に、欠かせない機械です。

ところがある時、この機械が突然ｏｆｆ《オフ》になったり、残量がたくさんあるにもかかわらず〝残量わずか〟を知らせるアラームが鳴るなどの、トラブルが続きました。

個室に入っている一人の患者さんにこれが集中して起こったものですから、もう、本人も家族も激怒。

「ここの病院の機械の管理はどうなっているんだぁ！」

と、すっかり信用を失ってしまったのです。

その患者さんは、五十代の女性でしたが、だんな様が不動産屋さんで、バブル紳士の象徴でもあった、あの、長話したら腕が痛くなる、巨大な携帯電話をいつも手に持っていたんです。

いよいよ患者さんが危ない時にも、鳴り響いていたあのいまいましい携帯電話の呼び出し音と、彼の濁声《だみごえ》を、私は今も忘れることができません。

あの時は、理由がわからず、機械の故障をひたすらわびていた私たちでした。しかし、あの携帯電話が、シリンジポンプにも悪さをしていたかと思うと、今さらながら怒りがこみ上げてきます。

しかし、時代が変わり、あやしくない人たちも、携帯電話を持つようになった今、特に身体に不安のある人や、病人を身内に抱える人にとっては、携帯電話が欠かせないものになりつつあるようです。

使い手のマナーの悪さや、初期に持っていた人のアクの強さから、携帯電話にはかなり悪い先入観を持っていた私ですが、最近では認識が百八十度変わりました。

たとえばある患者さんが危ない状態の時、家族の方に、

「いつでも連絡がつく形にしておいて下さい」

とお願いすると、以前は常時自宅に誰かが待機してくれたところが、今では、携帯電話の番号を教えてくれる人が増えてきています。

こうした現実の変化を見ていたので、最近母が肺炎で入院したのを機に、私も携帯電話を買いました。そして感じたのは、その便利さ。どこでも何かあったら連絡がつくと思うと、気がねなく仕事場に向かうことができます。

一人暮らしの高齢者の増加と、性別を問わず仕事を持つ人が増えていく中で、緊急時の連絡ツールとして、おそらく携帯電話は、欠かせない存在になっていくでしょう。

しかし数の増加と共に、精密機械への影響など、問題も拡大してきました。うちの病院でも今は、院内では携帯電話の電源を切るよう院内放送がかかり、ポスターも掲示されるようになっています。

これは、現時点では仕方がないことだと思うのですが、やはり長期的に見れば、医療機器のほうが電波の影響を受けないで済むよう、何らかの措置《そち》が講じられるべき、

という気がします。

なぜなら、携帯電話がこれだけ普及すると、職種によっては〝いつでも連絡がつく〟態勢にしておかないと、仕事にならない人も出てくるでしょう？

そんな時、病院では必ず電源を切れ、と言ったって、切らない人は必ず出てくる。今でも患者さん本人やその家族の中には、呼び出し音が鳴って慌《あわ》てて病室を出ていく人が何人もいます。

今はその都度《つど》注意して、電源を切ってもらっていますが、注意しながらも、電源切ったら気が気じゃなくなる人もいるんだろうと、気の毒に感じています。

ただでさえ、病院は社会から隔絶《かくぜつ》される疎外《そがい》感を味わいやすい場所。安静を保てたり、呼び出し音と話し声による迷惑をクリアできるのなら――もちろん、このことは重要ですけど――患者さんには携帯電話の一つくらい、持たせてあげたい気がするんですよね。

新しい技術は、必ずその普及によって、波風の立つ時期があります。しかし、普及によって思わぬ御利益《ごりやく》が出てくることもしばしばですから、ただ切り捨てるのではなく、問題をクリアしながらさらに便利に利用する視点も持ちたいものです。

（1996・7）

震災への医療関係者の思い

阪神・淡路《あわじ》大震災の一報がテレビ、ラジオを通じて流れてきた朝、私はちょうど病院で夜勤のゴールデンタイムの真っ最中でした。

夜勤のゴールデンタイムとは、だいたい午前五時から七時の、朝最も忙しい時間帯のこと。洗面や、採血、配膳など、ルーチンの業務が多い上に、起きだした患者さんからのナースコールが鳴り響くのです。

朝食のお茶を準備し、パンを焼くトースターをワゴンから降ろそうとしていたその時、一人の男性患者さんが、「関西に大地震が来たらしい。神戸が震度六だって。ラジオで言ってたよ」と大声で言いながら、デイルーム（談話室）にかけ込んでテレビをつけました。私も、びっくりして彼の後をついてテレビを見たのですが、まだその時は、テロップが流れているだけで、あそこまでたいへんなことになっているとはわかりません。

「なんか地震が続いてるから……。もう日本沈没しちゃうんじゃないかな」

「でも大丈夫だよ、宮子さん。ここは七階だから、簡単には沈まないよ」

その時はまだ、こんな会話を交わす余裕があった。しかしその後、続々と入ってくる情報を知るにつけ、とてもそんな悠長《ゆうちょう》な冗談を言っている場合ではなくなりました。

夜勤明けで、家に帰ってからも、私はテレビの前に釘《くぎ》付け。進まない、生き埋めになっている人の救出や、消火活動。続々運ばれるけが人でごった返す病院……。その中で被災者や救援にあたる人が「人手が足りない」「道具がない」と絶叫するのを聞いても、目の前には画面があるだけで、何もできないことが、もどかしく、また、とても不思議な気さえしたものです。

でも、その時に私が何より強く思ったのは、もし地震が来たのが東京だったら、あの時間、自分は夜勤中で、確実に病院にいたという事実でした。

病院の中にいれば絶対安全とは言えないにしても、建て替えたばかりのうちの病院は、比較的安全な建物ではあるでしょう。だから、勤務中なら、病院で死ぬ可能性は少ない。でも、病院にいたら、入院患者さんの避難誘導《ひなんゆうどう》や、運ばれて来るけが人の対応に追われて、絶対病院から出してもらえなくなるに違いない。そうなったら、私の夫や、親たちの安否《あんぴ》は誰《だれ》が確認してくれるのか……。

そう思うと、本当に心細くて涙が出てきました。

実際、今回の震災でも、初動から不眠不休で働いてきた医療関係者や、地元の役所の皆さん、消防関係の方々の中には、自分の身内の安否も分からない状態だった人が、少なくないのではないでしょうか。ああした大規模な災害においては、救援にあたる人間も、被災者の一人。自分の生活もあれば、家族だっている……。でも、そのことに触れた報道がほとんどないことに、私は何とも言えない淋《さみ》しさを感じるのです。

時間がたてば、初動が遅れたとか、手当てが悪かったとか、役所や医療関係者には、いろいろと非難の矛先《ほこさき》が向いてきます。しかし、その時に、自分たちの家族を助けにもいけない状態で働いていただろう彼ら、彼女らの立場も、私は思いやってほしいと思わずにいられません。

また、地元の人を責めないぶん、初動の遅れをもって政府を責める向きもあります。確かに今回の対応には色々問題もあったと思いつつ、それでも忘れてならないのは、人知を超えた災害も、この世にはあると言うことです。

今あり得る百パーセントの防災対策を施し、地震発生後も百パーセントの救援活動を迅速《じんそく》に開始したら、都市は壊れず、誰も死なないのでしょうか？　人間に後知恵《あとぢえ》はつきもので、今回の反省から、学ぶべきものもあるのはもちろんですが、どうにもならない部分があることも認め、開き直ったほうがいい面も、あると思うのです。
病気で亡くなっていく患者さんの家族は、ある時期、「何が悪かったのか」と犯人探しを始めます。「自分が症状をもっと早く見付けていれば」「もっと早く病院に連れてきていれば」「違う病院に行っていれば」ｅｔｃ．……。でもたいていの場合、それは予後を大きくは左右しません。そして、犯人探しをしている限り、人間は自分の運命を受け入れられないものです。

災害の被害を完全になくせないことは、多分、治らない病気があることと一緒だと思います。限界があることを知った上で、ベストを尽くすこと。その時人間は本当に大きな力を発揮するのではないでしょうか。

犠牲者の方のご冥福《めいふく》をお祈りすると同時に、一日も早い復興に向けて、私自身ができることも考えたいと思います。

（１９９５・４）

看護師だからこそ言葉にこだわる理由

先日、ＮＨＫから、ＨＩＶ（ヒト免疫不全ウイルス）感染の問題について取材を受けました。その時収録されたビデオは、結局放映されることはなく日の目を見ずに終わったのですが、収録にあたっては、スタッフの人からなかなかおもしろい話を聞くことができ、楽しい一時を過ごしたのでした。

中でも私が一番興味深かったのは、差別語について、です。私は、市民運動・女性解放運動の立場に立つ母のもとで育ったおかげで、小さいころから、〝差別〟と〝差別語〟の問題については、かなり日常的に考えてきたつもり。

それも、日本における、女性からのマスメディア告発のほとんど最初の事例として、今なお日本女性史の片隅には登場する、「私、作る人。ぼく、食べる人」のCMコピーに抗議した女性グループのお仲間に、私たち親子はしっかり入っていたくらい年季がありますから、半端《はんぱ》じゃないでしょう?

お上への言論の自由はきっぱりと主張しても、差別を助長するような表現は、自浄作用でなくしていかなくちゃ、と私なりに真面目に考えているのです。

ですから、かなりアブナイことを書きつつも、差別語については入念にチェックして入稿している宮子。

しかし、そんな私でも、というべきか、そんな私だからというべきか。ディレクターの方から具体的にあがった差別語の例を聞くにつけても、差別語を完全に排除することの難しさを、思い知ってしまったのです。

まず、最初にあがったのが、〝片手落ち〟。これは、片手のない人をマイナスイメージとして連想させるということで、NHKでは使っていないそう。これには、「だったら、〝失脚〟はいいのか」と疑問を唱《とな》えた人もいるそうですが、語源はともかく、イメージとしては同じ印象ですよね。

実際、内科の看護師として働いていると、手がない人よりも足のない人のほうが、ポピュラーな存在です。糖尿病性壊疽《えそ》という合併症で、下腿《かたい》を切断した患者さんを、これまでずいぶん見てきましたからね。

〝片手落ち〟に限らず、差別語とされているものの中には、障害や疾患を連想させるものが多く、さまざまな障害・疾患を知っていればいるほど、〝これもそうなんじゃないか〟と思われる言葉は増えていきます。

〝失脚〟の次に思いついたのは、〝がん〟という比喩《ひゆ》。〝会社のがん〟っていう言い方は、実際がんを抱えて生きている人が聞いたら、かなりショックな表現なのではないでしょうか。これに類似するものとしては、〝組織の病巣《びょうそう》をえぐる〟なんて表現も、病気を抱えている人には失礼なのかも知れません。

また、これはレアケースですが、〝腹黒い〟なんて表現も、実際悪性黒色腫《こくしょくしゅ》で、腹腔《ふくくう》内の臓器が真っ黒になってしまう人がいることを考えると、好ましくないかも……。

こんなことばかり考えていたら、すっかり疲れてしまって、クルーが引き揚げたあとはもう、放心状態。いろんな患者さんを知りすぎてしまったために、何を表現しても、人を傷つけるんじゃないかと、不安になってしまったのでした。

夜になって帰ってきた夫に、いきさつを話すと、

「それはもう、あなたの考え過ぎですよ。そこまで考えてたら、何も言えなくなりますよ」

「でも、もの書いたりするのって、社会的責任もあるから……。それに、人に嫌な思いさせてまで自分の主張を、なんて全然思わないし」

「それはとても大切な気持ちだけど、やっぱり、〝腹黒い〟まで差別語と思っちゃうと、きついんじゃないの？」

「そうかなあ」

「それより、ぼくが気になるのは、〝視野が狭い〟って言葉だな。はっはっは！」

そう。彼は、高校時代の頭部外傷の影響で、右目も左目も左側が見えない「同名半盲《どうめいはんもう》」。彼なりに、冗談で落としたつもりだったらしいんですが、私の方は、ますます

不安になりました。

だって、彼みたいに明るい人ならいいけど、そうでない人なら、〝視野が狭い〟って言葉で傷ついちゃうかもしれない。

確かに考えすぎると言いたいことが言えなくなるところもあるでしょうが、私としては、言論の自由と、えらそーに開き直るのではなく、いろんな状態の人と本当に関わっているという視点から、差別語の問題にはこだわり続けていきたいと思うんです。

大切なのは、取り決めを作ることではなく、そうした、表現する人間の心根なのではないでしょうか。

（1996・8）

第四章

患者さんとの心の交流

雑談も芸のうち

看護師として働き始めたころは、患者さんに対していつも神妙な顔をして関わらなければいけないと思っていました。

しかし、だんだん仕事に慣れ、患者さんを落ち着いてみることができるようになると、患者さんにも健康な人と変わらない部分がたくさんあることが分かってきました。

そのことを強く感じたのは、相撲が大好きな八十代のある女性と出会った時でした。彼女は胃がんの末期で、思うように病気がよくならず、いらだち、いつも不安におののいていたのですが、ひいきの関取が勝つと、嬉《うれ》しそうにほほ笑んでいたのです。

彼女が好きだったのは、小錦でした。「なんで小錦がいいの?」と聞くと「遠い国から出てきて、頑張ってるから」と、彼女は答えたものです。

病状が悪くなり、意識が途絶えがちになっても、「小錦が勝ちましたよ」と言うと、うなずいていた彼女のことは、今も忘れられません。

それ以来、私は、調子の悪そうな人に対しても、「いかがですか」と病気のことを尋ねる以外に、ほかの話も向けてみるようになりました。

家族のこと、生まれた土地のこと、仕事のこと……。そんな話をする時に浮かんでくる、その人の健康な時の面影《おもかげ》を、きちんと覚えていたいのです。患者さんだって、いつも病人の顔をしていたいわけではありません。患者さんの健康な部分ともつき合える明るさが、看護師には必要です。

つまり、看護師になったら、雑談も芸のうち。私はもともと年上の人と話をするのが好きなので、患者さんとの雑談は、私にとっても、楽しいひとときです。

こと雑談になると、看護師それぞれの得意分野があって、合う患者さんの年齢層もさまざま。芝居が大好きな看護師は中年女性と話が合うようだし、プロ野球フリークの私は、おじさんたちと話が合うんです。

私の〝必殺技〟は、何と言っても、東映フライヤーズの思い出。元東映の社員だった母親に連れられ、物心つかないうちから球場に連れていかれたせいで、昭和三十八年生まれのくせに昔のパ・リーグネタに強いんですよ。

「クリスチャンって、はずれ外人がいたの覚えてます？　露崎っていう、アクションの派手な審判もいましたよね」

こんな話をしたもんなら、涙もんのおじさんがいっぱい。その無邪気《むじゃき》な顔を見ていると、二十年前のおじさんたちは、まだまだ若かったんだろうなあ、なんて、ちょっと酸っぱい気持ちになってしまうんです。

（1993・1・3）

励《はげ》ますうちに自分も元気に

看護師も人間ですから、仕事に出てきてどうにも気持ちが乗らない日もあります。その理由は体調のせいだったり、もっと気分的なもののせいだったり……。遊びすぎで疲れがたまってるとか、朝は苦手だとか、恋人とけんかしたとか、原因がはっきりしていればまだいいのですが、なんか分からないけど気分が乗らない、という時ほど自分をコントロールするのが大変です。

病気を持つ人と関わることはものすごいエネルギーを要します。それは単にお世話に力がいるとか、そういう目に見えることだけではない。なんか、自分のパワーが患者さんに吸い取られるような、妙な疲れであったり、遠くに自分の老い先を見るような、ちょっとやりきれない疲れであったりします。

おそらく、こうした疲れが少しずつたまって、どうにも気分が乗らない、ということになるのかも知れません。いずれにしても、気分の乗らない日に病棟に出ると、さらにその疲れはたまり、悪循環が始まるのです。

刺激の強い環境の中で自分をコントロールするには、それなりの努力が必要なのです。

その努力にはいろんなパターンがあります。オフでの息抜きもそうでしょうし、趣味にのめり込むのもいいかも知れません。

そのあたりは人それぞれですが、多くの看護師に共通の行動もあります。それは漠《ばく》然《ぜん》と気分が乗らないような時ほど、明るく患者さんに接すること。少なくとも私はそうしています。

特に、苦手な患者さんに、仕事の最初に明るく挨拶してみる。それで弾《はず》みをつけて一日を乗り切ろう、というわけです。

すると不思議なことに「○○さん、頑張ってね」と患者さんを励ますうちに、自分までが少しずつ、元気になってくる気になるんです。

人間には大きく分けて、いざという時に励ます側にまわる人と、励まされる側にまわる人がいると思うのですが、多分、生きやすいのは励ます側にまわれる人だと思います。人間はおそらくそれほど強いものではないから、人を励ましながら自分もついでに励ましているのでしょう。

だから、励ます側にまわってしまうことは一石二鳥。ほめてもらえて明るく生きられる――。思えば看護師の仕事の魅力《みりよく》は、こんなところにあるのかも知れません。

（1993・3・28）

同室の人から社会勉強した高校生

原則として、中学生くらいまでの子供は、小児病棟の適応と考えられます。私が勤める内科病棟は平均年齢のきわめて高い病棟なのですが、そんな中にも十代半ばの子が入ることがあります。まあ、小児病棟に入れるには少し大人ですが、それでもお年寄りがメインの病棟に入れるのも気の毒な気がして……。でも、大人の仲間入りを早くしたい年齢の彼らにとっては、親以外の大人からの情報に取り巻かれるのは、あながち不快なものでもないようなんです。

以前、高校生の男の子がアレルギー疾患で入院している六人部屋に、いわゆる〝色ぼけ〟のおじいちゃんが入ってしまったことがありました。御年九十二歳。日露戦争の話をしながらすぐにあられもない格好をしてしまう彼に、看護師は振り回されっぱなし。果ては今自分がいる場所が〝岡場所〟だと思い込んで……。その看護師への狼《ろう》藉《ぜき》ぶりは今でも病棟の語り草になっているくらいです。

そんな時私たちとしては、自分たちが困る以上に〝この子にこんな場面を見せちゃいけない〟という気持ちが強かった。でも、私たちの心配をよそに、彼はけっこう面白がってそのおじいちゃんを見ていたし、おじいちゃんが退院したあとはほかのおじさん患者さんたちと一緒に、楽しそうに思い出話をしていたものでした。

そうなると、おじさんたちからますますかわいがられて、やることもおじさんっぽくなってくるんですよ。

まず、スポーツ新聞がベッドにたまり、しまいには日刊ゲンダイとか東京スポーツなんかも読むようになる。お母さんが来ると参考書なんかを開いて見せてますが、それはポーズ。彼の楽しみはもっぱらおじさんたちからの社会勉強なのです。

そんな彼を横目に見ながら、子供って実は意外に大人でたくましいものなんだなあなんて思いました。自分も子供のころはそうだったくせに、大人になると分からなくなることっていっぱいある。親になると多分もっと分からなくなるんでしょう。

二ヵ月ほどの入院を経て、彼は無事、もとの生活に帰っていきました。そのあと、聞いたところでは、同じ病室だったおじさんたちとは時々連絡を取っているそうです。そのうち何人かのおじさんとは、この先、会いたくても二度と会えなくなるでしょう。

そうしたことを知ることで、きっと彼は、少しずつ本当の意味で大人になっていくのだと思います。

（1993・4・4）

患者さんは看護師の〝師匠《ししょう》〟

日勤《にっきん》のメインの業務はなんといっても清拭《せいしき》。聞き慣れない言葉かもしれませんが、文字通り入浴できない人の体を拭《ふ》き清めることを言います。いろんな方法があるのですが、要は全身がきれいになればよいわけ。毎日きちんと体を拭くのが好きな看護師や、週に一、二回でも入浴させてあげたいと思う看護師など、看護師それぞれにも〝主義〟があるのです。

その清拭の合間に、足だけを洗う足浴、手だけを洗う手浴。お下《しも》をきれいにする陰部洗浄や、洗面台での洗髪などもします。

私の病棟の看護師はみんな患者さんをきれいにするのが大好きです。それも看護師によってそれぞれ目のつけ所が違う。陰部洗浄が好きな看護師がいれば、ひげそりに燃える看護師もいる。だから、何人かの看護師が日替わりで関わるうちに、全身くまなくきれいになるというわけです。

ちなみに、私が好きなのはひげそり。折り畳み式の本格的なかみそりを小まめに替えながら、ショリショリとそっていくのがものすごい快感なんですよねえ。

甲高い声とくりくりした目のチャーミングなある後輩の得意技は洗髪。寝たきりの人をストレッチャーに寝かしてシャワーで髪を洗うのですが、その手際のよいことといったらまさに玄人《くろうと》はだし。そして、この彼女の得意技には、みんなが忘れられない思い出があるのです。

以前、半年ほどの闘病《とうびょう》で亡くなった五十代の美容師さんがいました。とても明るい面倒見のいい方で、たまたまその後輩が目の前でほかの患者さんの洗髪をした時に、いろいろなコツを伝授してくれたのだそうです。

「病状が下り坂になってからは、ご本人の頭も何回か洗わせてもらったんですよ。息苦しいのに〝もっと指の腹で強くこすっていいのよ〟〝そこのツボを押すと気持ちいいのよ〟なんて指導してくださって……。患者さんの頭洗う時はいつも思い出しちゃうんですよねえ」

そうしみじみ話す彼女の言葉に、みんな毎度のことながらしんみり。

看護の仕事は患者さんから学ぶことが多い、とはいつも言われることですが、技術自体を学んでしまうこともあるんですよね。患者さん自身にとっても、自分より若い看護師に何かを伝えていく、ということが励みになる部分もあるよう。

いろんな意味で、患者さんは私たちの〝師匠〟です。（1993・10・24）

病院内では人間同士としてのお付き合い

寝たきりの患者さんは二、三時間ごとに体の向きをかえないと、ずっと下になっているところが床《とこ》ずれになってしまいます。ですから、病院では時間をだいたい決めて、体の向きを反対にする。これを、体位変換と呼んでいます。

以前、この体位変換のたび、自分の体は全く動かないのに、かけ声だけは一生懸命「よいちょ、よいちょ」と力を貸してくれる（？）八十代の男性がいました。

人生の先輩に対して失礼な言い方かもしれませんが、そのかわいいことと言ったら。その〝よいちょ〟聞きたさに、私たちはついついまめに体位変換をしてしまったほどでした。

彼はパーキンソン病と高齢による衰弱、そして認知症が重なって、言葉は〝よいちょ〟だけ。体は関節のほとんどが屈曲して固まり、まるで木でできた人形のようになっていました。毎日少しだけ顔を見せる物静かな妻はいかにも品がよく、子供たちもそれ相応の身分のある人のよう。

「いったい何をしていた人なんだろうねえ。会社取締役って、元の職業の欄にあるけど、奥さんたちを見ると、ちょっと〝ただ者じゃない〟風格だよねえ」

などと私たちは言い合いましたが実際、彼の〝よいちょ〟を聞くと、何もかもどうでもいいと思ってしまうくらい、かわいかったのです。

決してお年寄りを子供扱いするわけではありません。でも、病棟での人気を独占するアイドル的お年寄りという人が、必ず常時一人はいるものなのです。そこには、昔の身分の差もなければ、貧富《ひんぷ》の差もありません。

そして、その彼がろうそくが燃え尽きるように自然な死を遂《と》げた二日後のこと。私は朝刊に目を通しながら、彼の名前を訃報《ふほう》の欄に見つけました。

するとそこには彼の名とともに、肩書として旧陸軍の要職が書き連ねてあったのです。私たちが、その〝よいちょ、よいちょ〟を聞くのを楽しみにしていた〝かわいいじいちゃん〟は、将軍さまだった……。これはすぐさま、病棟のビッグニュースになりました。

健康な時の社会的地位も考えて患者さんと関わるのが、人間としての尊厳を守る関わり方だ、という考え方も医療の世界にはあります。でもそれとは違って、年を取ったら病気をしたらみんな一緒だよね〜、という考え方もまた、一つの真実として存在するんですよね。日常的な場面と関わる看護師は、より後者の思いを強く感じ、そこから、人間同士として平場に立った人間関係が築かれていくように思います。

〝よいちょ〟の彼は、そんなことをいろいろ考えさせてくれた貴重な患者さんでした。

（1993・10・3）

祈って、笑って、嬉し涙になった時

看護師は基本的に、患者さんからのつけ届けはお断りすることになっています。まして や、患者さんに物をせがむなんてあってはならない。でも、実にいろんな職業の人が入ってくる病院では、「僕に言えば、○○のコンサートのチケットはいつでも手に入るよ」なんておいしい話を持ちかけてくださる患者さんも少なからずいて……。

時には私たちも、自腹を切る範囲で、誘惑《ゆうわく》に負けてしまうことも、なくはないんです。

私の場合、それは当時明大ラグビー部のキャプテンをしていた、吉田義人《よしだよしひと》選手のサインでした。明大を二年で辞めている私は、明大の同窓会名簿には載《の》ってないし、OGとも言えない。自分の勝手で辞めたとはいえ、中退者ってけっこう屈折《くっせつ》してるから、辞めた当時は大学スポーツなんて、〝ふん〟て感じだったんですが。看護師としての自分の暮らしに自信を持ってからというもの、その屈折もいつしかなくなり、縁あった学校として、後輩の活躍《かつやく》を応援する気になったのでした。

ちょうど大学選手権での吉田選手の活躍を見てしびれていたころ、明大の関係者という、八十代の男性が、心不全で入院してきました。入って来た当初は状態が落ち着いていたので、いろいろ話もでき、私も自分の素性《すじょう》を明かして、すっかり彼とは意気投合しました。なんでも彼は北島忠治《きたじまちゅうじ》監督もよく知っているらしく、〝忠さん〟と親しげに呼び、いろんな話を聞かせてくれます。

「忠さんは、麻雀《マージャン》が強くてねえ」

と言う具合。そんなたわいもない話も、彼がするとものすごく時代を感じさせ、いい味を出していました。

私が吉田選手のファンだという話をすると、彼は、とても嬉しそうに笑い、

「彼は小さいけどがんばるよねえ」

と言いました。彼も、運動部に属していたものの体が小さく、苦労したとのことなので、吉田選手には親しみを感じていたのかも知れません。

「僕、今度ラグビー部の関係の人とも会うから、その時にサインをもらってあげようか。いつまでにとは約束できないけど、どうせ退院しても外来には来るから。必ず持ってきてあげるよ」

彼はそう請《う》け合うと、小躍《こおど》りして喜んだ私を、楽しそうに見つめていました。

ところがそれから数日して、彼は心不全が一気に悪化し、約一ヵ月の間生死の境をさまようことになりました。これは、心機能が低下して、ぎりぎりのところでバランスを保っている患者さんには、ありがちなことなのですが……。

あんなに元気に話していた彼が、はあはあと苦しい息をし、意識ももうろうとして、紙おむつをかきむしる姿を見ると、〝もうサインなんてどうでもいいから、誰かこの人を助けてあげて〟と、神に祈りたい気持ちになりました。私に限らず人間はいざとなると、運命と妙な取引をしようとするものらしい。私はあの小太りでかわいいおじいちゃんだった彼が、好きでしょうがなかったんです。

そしてその祈りが神に通じたのか、彼は死の淵《ふち》から奇跡《きせき》的に立ち上がり、元気に退院していきました。しばらく続いた認知症も、だいぶよくなり、家族に伴われて病院を出る時の嬉しそうだった姿は、今も忘れられません。

吉田選手のサインは、もうなかった話と、私も忘れていました。ところが、半年後、彼は律儀《りちぎ》にもその約束を忘れず、病棟に上がってくると、

「宮子さん、約束のサインを持ってきたよ。待たせて悪かったねえ。なかなかもらえなかったんだ。ほら、これだよ」

と、紙で包まれた色紙を手渡してくれたのです。私は、大喜びで、その包みを開けました。

するとそこから出てきたのはなぜか、〝初心忘るべからず〟と立派な字で書かれた、元池田高校野球部の蔦文也《つたふみや》監督のサインだったのです……。

それを見た私はもう、おかしくておかしくて。でも笑いをこらえたら、なんか泣けてきました。

死の淵でも彼は私との約束を忘れずにいてくれた。吉田選手が、なぜか蔦監督にかわってしまっても、それはもうどうでもいいことのように思えたのです。

こうして吉田選手のサインは、幻《まぼろし》に。吉田選手はその後伊勢丹に就職し、最近（一九九五年）はワールドカップの代表選手として、久々にその姿を見ました。

チームが強かろうと弱かろうと、私は今も吉田選手のファン。そして、あの蔦監督

のサインを一生懸命もらってくれたおじいちゃんの、ファンでもあるんです。

（1995・11）

コーナリングと注射の基本は同じ

オートバイは私の大事な趣味のひとつ。学生時代は〝ちょっとお茶しに〟杉並から江の島まで走ったり、暇な時間のほとんどを、オートバイにまたがって過ごしていました。

ひと口にライダーといっても、オートバイとのつきあい方にはけっこう個性がある。乗るよりいじることが好きな人もいれば、とにかく長距離が好き、とにかく峠《とうげ》を攻めるのが好き、というように、走り屋にもそれぞれ好みがあるんです。

私の場合は基本的に、走っていれば幸せというタイプ。日常の用足しにちょこちょこ街中を走っていれば、それで気が済んじゃう。長距離ツーリングに出ても、とにかく走っているだけでいいので、場所は特に選ばない、というふうでした。

このように、実に無造作に走ってきてしまったので、私は十六年というバイク歴の割には、速く走る・かっこよく走るということが、まるで苦手《にがて》。特に、身体の割に重くて大きなオートバイに乗り続けているため、峠道はオートバイのコントロールがまるできません。

だから、山道のコーナーを走るのは、もう涙ちょちょぎれもん。原チャリに抜かれようと、250ccにあおられようと、じっとがまんで、カメになりきっています。

そんな時、ただひとつ気をつけるのは、決してガードレールを見ないこと。ガードレールに寄っちゃまずいとガードレールを見ると、絶対そっちに寄っちゃう。オートバイは必ず視線のほうに向かって走ってしまうので、これはライディングの鉄則なんですが……。

実は看護師として働く中でも、似たような場面があるんですよね。

これは、私がまだ新人で、注射一本するのもビクビクもんだったころの話です。ある時、ものすごい腹痛で入院してきた中年のやくざが、痛みをこらえきれず余り騒ぐので、急いで鎮痛剤《ちんつうざい》の注射をすることになりました。

先輩に指示されて私が注射の準備をして病室に行くと、彼はものすごい形相《ぎょうそう》で、

「おう、早くやってくれ」

と、いきなり寝巻きの片袖《そで》を脱ぎ、〝遠山の金さん〟状態。それだけでも、私はびびりまくっていたのですが、さらに恐ろしいことには、その脱いだ肩から腕にかけ

て、なんと昇り竜の入れ墨《ずみ》があったんです。

私は必死に、彫り物の入っていない場所を探しました。しかし、注射を打つべき上腕の部分には、竜の頭の部分があり、そこには真っ赤な目が……。

いっそお尻に打たせてもらおうかとも思ったのですが、必死の形相で彫り物を出してる彼に、尻を出せと、いったい誰が言えたでしょうか。私はもう半泣きになりながら、それでも努《つと》めて平静を装って、左の上腕に注射を打つことに決めました。

私はもう、原チャリにあおられながら、愛車のドゥカティ（９００cc）で峠道を走っているような気分。

落ちつけ、焦るな、目ん玉にだけは打つな……。目ん玉にだけは、目ん玉にだけは……。

すると、針先は吸い込まれるように、その目ん玉の真ん中へと突き刺さっていったのです。

あっと思った時はもう遅い。真っ赤な竜の目からは、その目よりも赤い血が、にじむように流れてきました。

付き添ってきたかなり派手めな女性と、決してサングラスをとらない、いかにもふうの若い男性は、息を詰めて私の手元を見ています。

私はもう思考回路が完全にフリーズしてしまい、

「竜の目に涙ですね」

と、真面目な顔で言ってしまったのです。

そのあとどういう会話が交わされたかは、もう何も記憶にありません。でも、最初の印象はともかく、彼らは私たちには、とても紳士的だったし、特に嫌《いや》な思いもしませんでした。

それでも、やっぱりあの時の恐怖は、今思い出しても震えがきちゃう。こんなことを言うと笑われそうですが、あの〝竜の目事件〟以来、私はちょっと人生観も変わりました。

〝そこに刺しちゃいかん〟と思ったら、〝そこ〟は見ないこと――。注射もコーナーも人生すべて〝あっちにいったらどうしよう〟と、悪いことを考えながらやると、ろくなことがないということでしょう。

カメとののしられようと、昇り竜にガンとばされようと、自分が進むべき方向だけを見てマイペース。これがいいのかも知れない。

でも、もし今度クリカラモンモンの方が来たら……。

やっぱりお尻、出してもらおうかな。

（1995・12）

内科から神経科（精神科）への勤務交代

一九八七年に看護学校を出て就職以来、私はずっと内科病棟に勤めてきました。途中、病棟の改築による引っ越しや、一般内科から呼吸器内科へと多少の変化はありましたが、基本的には同じ病棟に、まる九年。たいていの看護師が、三年から数年の間に勤務交代＝ローテーションを経験することを考えると、破格に長い期間を、一ヵ所で過ごしたことになります。

看護師になって十年目となる今年（一九九六年）は、きっと他の病棟で春を迎えることだろう――。

そんな予感が見事当たり、ついに師長から、せま〜い面接室に連れ込まれ（?）、

「どこか行きたい病棟はありませんか?」

と、単刀直入に切り込まれてしまいました。

正直なところ、私は今いる内科病棟がとても性《しょう》にあっているので、動かないで済むならそうしたかった。でも、他の病棟から内科に異動を希望している人もいますし、看護師は、ある程度いろんな科をまわって広く知識を身につけておくことも必要。

医師が自分の専門分野にのみ偏《かたよ》りがちな部分を補える、オールラウンダーとしての看護師も求められている、というのが私の持論でもあり、この辺で〝シマ〟を変えるか、と重い腰を上げる気になったのです。

こうして気持ちは決まったものの、いざ違う科に行くとなると、どこに行くかを決めるのは、なかなか大変でした。

内科を九年やったから次は外科、と思ってみても、やっぱりそこはそれ、人間には向き・不向きがあります。看護師にも、外科気質と内科気質があって、手術を中心に患者さんの回転が速い外科は、看護師もてきぱきしていて、竹を割ったような気性の人が多いようです。

これに対して内科は、長期入院の人が多く、気難しい人と気長に関わらなければならない場面がたくさん。ダッシュの外科、根気の内科とでも申しましょうか……。それが絶対的なものではないにせよ、やはり、職業が作る第二の人格というものも、存在するようです。

あくまで食わず嫌いなのかも知れませんが、私は典型的な内科気質。今さら外科に行くという選択は、よほどのことがなければしたくありませんでした。

そして私が選んだのは、神経科、いわゆる精神科の病棟です。これからは、心を病む人たちとの関わりが始まります。

ただし、内科でも、長期の闘病の中で心を病む人も多くいらっしゃいましたから、特に特別な科に移るという意識はありません。

これまで積み重ねた内科での経験の上に、また神経科での学習と経験を積み重ねて、心と体の両面から人間を見ていく、その見方をさらに確かなものにしたい――。新しい職場のことを色々思い描きながら、いつになく前向きな気持ちになっています。

思えば、これもローテーションのねらいのひとつかも。ただ、これまで九年間同じ職場にいて、別にマンネリになっている自覚はありませんでした。

なぜなら、病棟は、日によって全く表情が違うから。

ただし、九年間同じ職場にいてつらかったことが、ひとつだけあります。

それは、あまりにも多くの同僚の退職を見送ってきたこと。年末、年度末と、区切りのたびに辞めていく仲間を見送り続けるのは、なんとも言えない疲れのたまる作業でした。

なんか、最後まで残っている自分が、むちゃくちゃ損してる気がして――。

働くのなんて別に自分のためなんだから、そんなふうに感じること自体おかしいと思いつつ、やりきれない思いを沈めるのが大変だったことも事実です。

退職とローテーションでは、同じ送別会でも重みが違います。それでも、自分が初めて送られる立場になったことに、私はそこはかとない安堵《あんど》の気持ちを感じています。

みんながどんどん流れていくのに、自分一人はここでがんばってなきゃいけない――。

知らず知らずのうちに、私は、そんな悲壮《ひそう》感にとらわれていたのかも知れません。

しかし、すべては流れゆく。それは、まわりも、自分も、でした。

仕事に、職場に責任を感じつつも、一人で引き受けすぎないようにすることも必要だと、改めて思っています。

それにしても長かった、内科での勤務。生理的に内科の看護師になりきっている私は、

「もう、摘便《てきべん》のすっきり感は味わえないのだろうか」

「じゅるじゅると痰《たん》を吸引する、あの達成感はどうなるんだ」

と、実に本質的な不安を抱え、残り少ない内科での日々を送っているのです。

（1996・6）

新しい病棟での不安と動揺

神経科に移って約二ヵ月が過ぎました。

前の呼吸器内科に比べると、日常生活の面では自立した患者さんが多いぶん、介助の仕事量は激減《げきげん》。朝の九時から十一時まで患者さんの身体《からだ》拭《ふ》きに精を出していた自分が信じられないほど、運動量は減りました。

しかし、身体を動かさないから楽かというと、それは決してそうではありません。神経科の看護は、一にも二にも患者さんの話を聞くことが大切。これがまた、かなりの忍耐《にんたい》を必要とする仕事だということは、時間を追って分かるのですが――。

それでも最初のうちは、新参者の看護師に患者さんだってそうそう心を開いてはくれません。そのためしばらくは手持ちぶさたな勤務が続き、まさに〝病棟をくらげのように漂《ただよ》う〟新人さん状態。

その合間にも、深刻そうな顔をした若い男性患者さんから、

「これを預かって下さい。誰にも絶対内緒にして下さい」

と勢い込んで手渡されたものがなんの変哲《へんてつ》もない「週刊ポスト」だったり、

「脳味噌《のうみそ》みたいな下痢が出る」

と綿々と訴えられたり……。

少しずつ勝手が分かってからは、予期せぬ患者さんの言動を聞き逃すまいと、まさに全身耳になって過ごしていました。

ですから、私としては、とても楽しい日々を過ごしていたわけですが、やはり新しい職場の緊張は、かなりのストレスだったよう。

運動量の減ったところに、めちゃくちゃな過食を繰り返したため、異動から一ヵ月目で、なんと体重が五キロ増！　高校以来初めて、五十キロの大台に乗る寸前まで行き、中年の足音を聞いた思いでした。

五キロ増でも、私の場合かなりのお肉が顔につくためか、服がきつくなるところまでは行かなかった。ただただ、顔が重いだけ。それでも、この先どこまで太るのか、正直言ってびくびくもんでした。

しかし、五月も下旬に入るころには、食欲も完全に落ち着き、体重も元に戻って、ほっ。

ところが、過食の次に悩まされたのは、小さい時に見た恐怖映画のフラッシュバック現象。女性の胸がかみそりで切られる場面が、真っ昼間《まっぴるま》でもふっと頭に浮かび、思わず自分の胸をはっと押さえてしまうんです。

この気味の悪い映像は、別にこれまで思い返したこともないものでした。まるっきり忘れていたはずの幼いころの思い出が突然出て来ちゃうなんて、人間の記憶装置って、いったいどうなってるんだろうと、本当に不思議な気持ちになりました。

この体験の気味悪さに、一緒に働き始めた神経科医二人に相談したところ、

「あなたが何かにおびえている、ということですよ。よくあることで、どんな場面が浮かぶかってことは、たいした問題じゃありませんよ」

「とにかく疲れているんですよ。ちょっと気持ちが下がっちゃうと、ずっと気持ちの中で抑えつけてたものが、ふっと出て来ちゃうんですよ」

との答え。なんでも、人間って自分では気づかぬうちに、何やら訳の分からないものをいっぱい無意識の中に蓄《たくわ》え込むものだそうで、いつもはそれを抑えつけながら生きているんでしょうね。

この現象も、異常でないとわかって安心したあたりから急速に消え、今では心穏やかに働いています。

それにしても、過食といい、フラッシュバックといい、二ヵ月の間にこんなにも動《どう》揺《よう》するなんて、この先やっていけるのかしら。

そう思って神経科で長く働いている後輩に聞いてみると、

「神経科って、患者さんと関わっているうちに、自分の内面がすごく見えちゃう所なんですよ。過食に走ったり、自分もおかしくなりそうになるのって、初めはみんなあることなんです。これからもあるでしょうけど、みんな励ましあってやってるから、大丈夫ですよ」

と言ってもらって、ひと安心。

確かに、神経科の患者さんが持つエネルギーって、周囲を巻き込む独特のパワーを持っている気がします。

だからこそ、看護師自身がそのパワーに巻き込まれないように、神経科には、経験五年目以上の看護師が配属されるのですが……。それでも、看護師相互の励まし合い・支え合いがないと、なかなか続けていくのは難しいということなのでしょう。

人間の不思議さ・深さとともに、看護師自身のメンタル・ヘルス、看護師相互の癒《いや》し合いなど、この科で学ぶことはなかなか多そう――。

山越えて今、また新たな期待に胸を膨《ふく》らませている宮子なのでした。


（1996・9）

異常と正常の差は？

人は誰でも、自分だけの決めごとや、こだわりを持って生活しています。それらがはたから見ていかに意味が無くても、またかなり異様でも、その人自身が日常生活を送るのに支障がなければ、それはそれで放置されるでしょう。

また、その行動がその人なりの経験則から導き出されたものであれば、必要性が納得できる場合もあります。

しかし、これらの決めごとやこだわりが、あまりにも激しく、その人の日常を脅《おびや》かす時、それは病的な強迫《きょうはく》症状として問題になってきます。

神経科に入院している患者さんの多くは、疾患は違っても、この強迫症状を持っています。そして症状がひどくなればなるほど、その行動の持つ客観的な意味と、主観的な意味は大きく開き、時に、他人にはほとんど理解不能の場合も出てきます。

ある患者さんは、4と9の数字を極端に恐れ、錠剤の合計がその数になろうものなら、絶対、薬を飲もうとしません。そのため、一錠あたりの用量を変えたり、どうでもいい胃薬をまぜながら、錠剤の数を調節していきます。

また、廊下のタイルの目地《めじ》に沿《そ》ってでないと、歩けない患者さんもいます。呼び止めても、すぐには振り向けず、直角の目地に沿ってカクン、カクン、カクン、と方向転換してから、

「なんですか」

正直なところ、私はそうやって振り返られるたびに、言うべきはずだった話を忘れてしまいます。

その他、風呂場全体を磨き込んでからでないと風呂に入れない人、ゴミが落ちていると道が歩けず、それを細かくよけるため百メートル歩くのに数時間を要する人など、強迫症の人のこだわりは、実に多彩。

ただし、それが妄想《もうそう》に基づく行動でない限りは、誰もが持つこだわりの発展形と、言えなくもありません。

たとえば、4とか9の数字を避ける気持ちって、多くの日本人が持っていますよね。実際、病院やホテルのルームナンバーには、4と9の数字が使われない場合もあります。

さらに、廊下の模様に合わせて歩く、風呂場をきれいにしてから風呂に入る、ゴミをよけて歩く、なんてそれ自体は、別になんにもおかしいことじゃない。

しかし、4や9の数字を避けるために家から出なくなったり、風呂を磨くために会社を辞めたり、ゴミをよけ続けて目的地に辿《たど》り着かない、となると……。

出発点はそれなりに理解できるにしても、ある段階を越えたところから、それはやはり病気の範疇《はんちゅう》に入ってきます。その境目がどこにあるのかはよく分からないのですが、やはりそのためにこれまで通りの生活が送れなくなるあたりで、受診することが多いようです。

このように、神経科では、正常と異常の範囲というのが今ひとつ分かりにくいところがあります。最初はその曖昧《あいまい》さが、なんかとても気になりました。しかし今は、異常か正常かということを決めるよりも、その人自身がどのような不利益を被《こうむ》り、つらい思いをしているかということが問題なんだろうと、納得できるようになっています。

強迫的、ということでは、うちの夫もかなりのものです。

彼は、玄関のカギをかけた後、必ずドアを数回開けようとしてみて、開かないことを確認してからでないと、玄関を離れることができません。

私がベッドに寝たまま彼を送りだした朝は、「行って来ま〜す」のあとに、ガチャン、バタン、ガチャン、とその確認の音。ぼろ家全体が揺れそうなその勢いは、かなり強迫的な響きです。

また、彼は、先ほどのゴミを踏めない人ほどではないにしても、雨の日の路上のゴミには、異常にナーバス。路肩《ろかた》の排水溝の入り口にゴミがたまっていると、それを足でよけてからでないと、先に進むことができません。

なんでも、路肩に流れてくる雨水がきちんと排水溝に流れ込むように、というのがその行動の意図らしいのですが……。

それが果たして、雨の中、道行く車の泥はねで服をびしゃびしゃにされ、新しいスニーカーを一日で泥だらけにしてまでやることなのか。

私には、もう理解不能です。

今はまだ、これが日常生活を脅かしてはいません。ただ、あっちの路肩、こっちの路肩とジグザグに歩くため、雨の日の出勤は早めに出ないと電車に遅れてしまうだけ。

それでも、会社に行けているうちは、笑い話にしておくつもり。異常な状態を知るほど、正常の範囲って、広がってくるんです。

（1996・12）

妄想と共存した治療

経過の長い総合失調症の患者さんの中には、妄想をベースにした自分の世界にこもって、不思議な日常を送っている人がいます。

その妄想が不快な内容で、本人がつらかったり、周囲に影響が及ぶ場合は積極的な治療を行いますが、そうでない場合は、ほどほどの治療を続け、妄想との共存をはかっていくようです。

ある三十代の総合失調症の男性は、いつもニコニコしながら、廊下を漂っていましたが、彼はなんでも第六世代のコンピュータを発明し、ＭＩＴ（マサチューセッツ工科大学）から名誉博士号をもらったんだそう。

「そりゃあうれしいよねえ、宮子さん。そういうハッピーな妄想なら、僕もひたりたいくらいだ。内容がハッピーな間は、特に薬はいじりません。不快な内容になってくると、顔つきが険《けわ》しくなってくるから、そうなったら薬を少し変えるつもりです」

私と同年代の精神科医は、彼についてそんなふうに言いました。その言葉に、私は治療のゴールにはいろんな形があるんだなあと、妙に感動を覚えたものです。

その偉大な発明家の彼は、結局長期療養型の病院に転院し、今はいません。入れ替わりに入ってきたのは四十代の総合失調症の患者さんで、彼は第六世代のコンピュータの彼に比べると、はるかに意味不明な妄想の世界に暮らしていました。

彼は毎日私たちに、自分が今いかに良好な状態にあるかを、大きな身ぶりで、訴えます。

「いや〜、おかげさまで調子いいですよ。まあ、ちょっと眠りが浅かった気もしますが、私も人間ですからね。そうそう毎日ぐっすりとはいきません。でも、調子いいですよ」

これを、行く看護師行く看護師に、何度も最敬礼しながら言うのです。

他の患者さんとはほとんど関わらず、終日ベッドに座っている彼にとって、人との関わりといえばその程度。

そんな彼が不思議な行動をするのは、食事の時でした。

その不思議な行動とは——。

患者さん全員の食事が載せられてくる大きな配膳《はいぜん》車を、彼はなぜかやたらに押したり引いたりしたがるのです。それも、看護師の目を盗んで、そっと……。

毎日、決まった時間に配膳車が病棟に上がると、ナースステーションの前で配膳が始まります。

彼は真っ先に食事をとりに来ると、さっと食事を終え、配膳車のある間中、病室の入り口から半身を乗り出して、配膳車の周囲をうかがいます。

そして、看護師が配膳車の近くにいないことを確かめると、さっと駆け寄り、まずぐーっと押し、それから引き、同じ位置に戻すのでした。

しかし、こうした彼の一連の動きは、実はナースステーションからは丸見え。配膳車を押したり引いたりするくらいどうって問題でもないっちゃないんですが、近くに自動ドアがあるし、患者さんもいるし。万が一事故が起こってはと思うと、ついつい目を光らせてしまうのです。

彼が配膳車に近づくと、私たちは「何してるの？」と声をかけます。すると、彼は本当に白々しく空とぼけた表情で、病室へと消えていくのですが、声をかけるタイミングが遅れた時のほうが、動揺が大きい。

それは、なぜかというと、彼にとっては、配膳車は押したぶんだけ引かなきゃいけない。だから、押したところで声をかけられ、引き戻せなかった時は、ものすごい心残りがあるみたいなんですよね。

この事実がわかった時は、なんか不思議な感動を覚えました。

押したぶんだけ、必ず引く。その行為には、きっと彼にとっては大きな意味があったんでしょうね。

それ以来、押してる途中で声をかけちゃった時は必ず、引かせてあげるようにはしてました。

その他にも彼の行動を見ていくと、彼はともかく、力試しに対するこだわりが強いことが、段々分かってきました。

新しい男性患者さんが入ってくると、やたら腕相撲をしたがる彼。人一倍貧弱な体つきの彼は、実はマッチョにあこがれているんでしょうか。

こんなこと分かったからってどうってことはないんですけど、患者さんとの関わりは、やっぱりディテールを楽しまないと。

妄想の話を積極的に聞き出すことはもちろんしませんが、患者さんとの関わりから、今見える妄想の世界を想像するのは、けっこう面白い作業です。

力試しの彼も転院し、今は配膳車の見張りもいらなくなりました。動かない配膳車がなんとなく物足りないのは、私たち看護師も、けっこうあのバトルを楽しんでいたということなのかも知れません。

（1997・5）

ラジオ体操の〝刷り込み〟

神経科病棟では、午後二時前後のラジオ体操が日課の一つ。シングルCDでラジオ体操の音楽をかけて、看護師、患者さんがずらりと廊下に並んで、身体を動かします。

病棟に来て初めてこの音楽がかかった時は、〝中学時代以来やってないラジオ体操なんて、できるわけない〟と思ったものでした。

しかし、いざ音楽が始まり、

「前から腕を上にあげて、大きく背伸びの運動からぁ〜、ハイ」

との合いの手を聞くと、背がしゃんと伸び、身体が動き出したから、不思議。第一はおろか、第二まで、それなりにきちんと身体が動いちゃうんですよね。

思えば、小学校時代、夏休みのたびに校庭に集まって行われた、ラジオ体操。私は決して出席率がいいほうではなかったのですが、それでも歩いて十五分ほどの小学校まで、それなりに通いもしました。

今思えば、あの場を仕切ってたおじさんが区議会議員になったなあとか、妙に生臭い話も出て来ます。ラジオ体操を中心にできあがる妙に健康的な〝地域社会〟って、ある意味では、日本の地域社会の象徴なのかも知れません。

そして、何年ブランクがあっても、音楽がかかると無意識に号令に合わせて動くラジオ体操の〝刷り込み〟は、日本の教育の本質を表しているようにさえ、思えるのです。

管理的な学校が嫌いで、そこからいかに逃げ出すかばかり考えていた自分が、三十過ぎて、ラジオ体操か……。まあ、今さらラジオ体操は日本型管理の象徴だ、なんて批判する気にまではなりませんが、ちょっとトホホな気分になることは、否定できません（ただし、このトホホな気分自体は嫌いじゃないんですが）。

日勤が続くと来る日も来る日もラジオ体操なので、家に帰っても、頭の中でラジオ体操のメロディが鳴り響きます。売れ線の歌同様、このラジオ体操の音楽も、脳内に染《し》み渡りそこで増殖《ぞうしょく》し続けるような、理屈抜きのねちっこさがある――。

休みの日、ふと気づくとラジオ体操第二の出だしをハミングしている自分に、ああ、私は神経科に異動したのね〜、としみじみ思います。

しかし、このラジオ体操も、気合を入れてやると、なかなかストレッチな、よい運動になるから、侮《あなど》れません。

患者さんとじっくり話し、その内容を記録することが多い神経科では、看護師も運動不足になりがち。この記録の量は本当に半端《はんぱ》じゃなくて、特に患者さんの異常言動を克明《こくめい》に記したくなる私としては、書けども書けども終わらない、記録の嵐になってしまうのです。

また、午後の二時と言えば、一番眠気が出てくる時間帯なので、このラジオ体操をいい眠気覚ましにしている看護師も、少なくないんです。

「さあ、ラジオ体操しよう！」

とCDラジカセを支度する看護師がいれば、患者さんを呼び集める看護師がいて。記録の切りがいいところまでをとにかく仕上げて、急いで廊下に出てくる看護師がいて……。

「本当に、ラジオ体操の達人になっちゃいますよ、ここにいると」

「でも、〝ラジオ体操の歌〟から始まらないのが淋《さみ》しいですよね」

などと言いながら、それぞれが楽しそうに白衣でラジオ体操をしている仲間の姿を見る時、私はなんとも言えない、楽しい気持ちになります。患者さんに声をかけながら、自分も一緒に楽しんでしまう——。これもまた、看護という仕事の持つ魅力の一つでしょう。

思えば、初めてラジオ体操をしながら仲間の看護師と笑いさざめいた時、私は病棟の一員になれたんだ、という感覚を強く持ちました。

あのラジオ体操には、人に一体感を持たせる不思議な力があるのかも。その意味では、ラジオ体操は、良くも悪くも一つの〝文化〟なのかも知れません。

そして今日もまた、私の頭の中では、ラジオ体操のメロディが鳴り響きます。

病棟の仕事にもっと慣れたら、こんなこともなくなるか、気にならなくなるのでしょうが、今しばらくはこの不思議な感じは続きそう。

でも、ここまできたら、ラジオ体操の音楽と号令のすべてを覚え、夫が人間カラオケ、私が号令で、究極の宴会芸にしたいともくろんでいます。

夫はこの提案にいたって乗り気で、

「ラジオ体操のＣＤ買いに行こう」

とまで言いますが……。

でも私、休みの日にまであれを聞くようになったら、かなりやばいんじゃないかと思ってます。

（1996・10）

第五章

生きるということ

在宅介護が可能な要素

お年寄りが倒れた時に、いずれ家族が直面するのが〝自宅で引き取れるかどうか〟。時に、親類同士が責任をなすり合ったり、相続の問題までからんだりして、お年寄り本人が全く不在のいさかいになることも少なくありません。

私自身も、一人娘であり、いずれは何人かの年寄りを見なければならない身。いっそ、一人で三人以上を抱えるような状況では気持ちもすわってしまい「もう、いざとなったらなるようになるわよ」と悟《さと》りの境地です。なすり合う親類がいないぶん、あきらめもつくというもの。

今のところは親たちも元気なので、あまり考えないように日々楽しく過ごしていますが……。そんな中でひとつだけ救いなのは、私が世話をするであろう人たちが皆、小柄なことなんです。

こんなことを言うと知らない人には不思議がられるかも知れませんね。でも、いざ寝たきりになった時に、そのお年寄りが世話をする人よりも大きいか小さいかということは、世話をする家族にとっては本当に切実な問題なんです。

もっと言うなら、寝たきりになってしまうか、つかまりながらでも何とか歩けるか、というところからして体格が分かれ目に。太っている人はただでさえ関節に負担がかかりやすくて、いったん寝つくとリハビリの効果も上がりにくいのです。

そして、いったん寝たきりになってしまうと、動かないのでますます太ってしまいます。そうなると世話をする人の負担はますます大きくなって……。

実際、自宅に引き取られていくお年寄りの多くは小柄。これは太った方にはお気の毒ですがシビアな現実なのです。

肥満の健康への害は言うまでもありませんが、いざ倒れてしまってからもこのようにマイナス材料になるもの。畳の上で家族に看取《みと》られて死にたいと思っている方は、体を元気に動かせるうちにフィットネスに励《はげ》んだほうが賢明《けんめい》でしょう。

中には薬の副作用や、むくみなどによって、どうしても体重が減らない方もあるとは思いますが……。多くの肥満は、心がけ次第でなんとでもなるもの。それによって病気のリスクも減るのですからまさに一石二鳥、三鳥と言えましょう。

また、在宅介護《ざいたくかいご》が可能かどうかは、このようにいろいろな要素がからみ合うので、勧《すす》めるほうも気を使うのです。

（1993・4・11）

老人虐待《ぎゃくたい》の事実に直面

まだ私が看護師になりたてのころ〝階段から落ちて腰を打った〟といって家族が入院させてきた八十代の女性がいました。

彼女自身は認知症がひどくてあまり正確に話すことができません。自宅では何とか歩いていたようですが、病院に来た時は腰の痛みで歩くことができない。ベッドの上で辛《かろ》うじて自分で食事ができる程度で、お小水も失禁しがちでした。

彼女の体を見ると、腰の打撲《だぼく》の跡のほかにも、随分《ずいぶん》と打撲の跡があります。擦《す》り傷も至るところにあり、随分家では転んでいたよう。

お年寄りの中には、こうした方も大勢いて、足が弱るからついつい転んでしまうんですね。だからその傷を見ても、誰も不審《ふしん》には思いませんでした。

十日ほどで彼女の腰痛はよくなり、手を引いてあげればトイレまで何とか歩けるようになりました。たいていは看護師がトイレまでのお供をしたのですが、家族がいる時はその役目を代わってくれます。もう退院も近いだろうしということで、家族がいる時は世話を任せていた私たちだったのですが……。そこで、たびたび不審な場面を目にしたのです。

トイレからのめるように歩き出てきた彼女の手を、付き添っている息子がわざと振り払うように見えたり、本人が食べたにしてはやけに早く食器が空《から》になっていたり……。いずれも不審に思いつつも、息子もその妻もそこそこ愛想のいい人。面倒見もよさそうだったので、何かの偶然だろうとあまり気にせずにいたのです。

ところがある日、長男の妻が彼女の着替えをさせていたので、手伝おうとカーテンの中に入った時、その看護師は驚きのあまり息をのみました。

「おばあちゃん、はい、手を通そうねえ。はい、いいですよ」という優しい声をかけているはずのその長男の妻は、彼女の二の腕を、青くなるほどつねりあげていたというのです。そしてつねられている彼女は声もあげずに、あきらめ切った顔をしている……。

老人の虐待の事実がそこにあったのです。

しかしそれも、証拠の出せる話ではありません。家族がまた引き取るというので、それを止める手立てもなく、彼女はもといた家に帰りました。

その後しばらくして、彼女は自宅で息を引き取ったといいます。安らかな最期であったのならいいのですが……。

看護師をしていると、時々こんな人間不信になりそうな事例も見ます。（1993・7・25）

便座ウォーマーで低温やけど

先日、親の家のトイレが洋式に変わり、ついでに便座がほかほか温《あたた》まる便座のウォーマーも取り付けられました。親たちも六十代半ばになり、それぞれ膠原《こうげん》病や糖尿病、肝臓病、高血圧を患《わずら》うようになっています。足腰が弱ることを考えると、やはり和式便器よりは洋式便器のほうが使いやすいようです。

しかし、洋式便器にも問題はあります。これはご存じの方も多いことでしょうが、冬場の寒い時に冷たい便座に座ることでシュッと血管が収縮して、脳卒中《のうそっちゅう》や心筋梗塞《こうそく》の引き金になることもあるんですよね。それを思えば便座ウォーマーは大正解の選択と言えるでしょう。高齢の方がおられる住まいには便座ウォーマーは必需《ひつじゅ》品と言えるかも知れません。

ただ以前、この便座ウォーマーが思わぬ事態を引き起こしたことがありました。ある八十代の女性がトイレに座って排泄《はいせつ》中に軽い脳卒中を起こしたのですが、家族が気付くまでの二時間以上、便座に座ったままになってしまったのです。病院に運び込まれた彼女はすぐに意識を取り戻し、特に後遺症《こういしょう》も残りませんでした。

しかし、そのお尻には皮膚の奥までじわじわ焼いた低温やけど。もちろん、笑いごとであるはずがないのですが、便座形にくっきり赤くなったお尻は、やけどと思ってみなければ妙にユーモラスでした。

「お猿のお尻になっちゃった。早く人間のお尻に戻してくださいな」と、彼女はケロッとしたもの。神経まで侵《おか》したやけどは、表面が損傷した傷よりも痛みを感じないもののようです。

結局、彼女は何回かに分けて大がかりな植皮手術を行い、二ヵ月以上も入院する羽目になりました。もともと糖尿病があったために傷が治りにくく、それも入院が長引く原因になってしまったのですが……。

低温やけどと言うと、すぐに湯たんぽを思い浮かべます。でも、便座ウォーマーも時と場合によってはその原因になるんですよね。まあ、便座の上に何時間も座りっ放しになるなんてこと自体、そうそう起こることじゃありませんけどね。

病院にいるとこれに限らず、偶然に偶然が重なるような珍しい症例にたびたびお目にかかります。便座ウォーマーに限らず、便利なものの多くは絶対に安全とは言えないような気もします。このような危険があり得ることもよく理解した上でお使いになることをお勧めします。（1993・9・12）

病棟にも必ず訪れる新年

正月やお盆は、地方から来ている同僚に里帰りしてもらうため、地元・東京の看護師が休みをずらす。別に、そう決めたわけではなくても、毎年、なんとなくそういう形になるものです。

私などは、自分の親も夫の親も杉並区内に住んでおり、自宅からどちらの家も約三十分。看護師になって迎えた過去五回の正月は、いつも働いて過ごしていました。

正月勤務には特別手当が付く。それに、よほど状態の悪い人以外は無理をしてでも外泊して自宅で正月を迎えますから、患者数が減り、仕事は楽。正月の情緒《じょうちょ》さえ犠牲《ぎせい》にする気なら、決して悪くない勤務なのです。

しかし、ついに、六回目の正月である今年は、病院で年越しをする羽目に。それも、大みそか、半日働いてから、いったん家に帰り、その夜から夜勤入り。その後も勤務が続き、丸々一日の休みは六日まで来ないのです。

これまでは、一日から日勤《にっきん》とか、二日だけは休み、とか、正月勤務希望の割には、ほどほどの休みが入っていたものでした。でも、誰かが病棟を守らなくちゃならないんだから、あ〜あ、ついに来ちゃった。

仕方がない。

大掃除とおせちの支度《したく》はすべて夫に任せ、かろうじて年賀状だけを書き上げた私は、正月勤務を乗り切るよう、暮れから体力の温存に努《つと》めました。

大みそかの夜、夫の作ったおせち料理と小さな獅子《しし》のお頭《かしら》を持って、私は病院へ。その夜は穏《おだ》やかな勤務で、夜勤者三人はほどほどに休みながら働き、おせちざんまい。相変わらずコンビニエンスストアの弁当で食いつないでいる寮住まいの二人の仲間には、本当に喜ばれました。

朝になると、私は獅子のお頭を、体温計やら血圧計やらと一緒にワゴンに載せて、検温に出発。病院に残っている患者さんにも今年は福がやってくるように、獅子で悪いところをかんであげます。

意識のない人にも、ある人にも、同じように獅子を持って回ります。どんな人にも同じように、新しい年は訪れます。

この獅子も、随分と色あせて。この六年で、随分いろいろな人の頭をかんであげた

なあと、ちょっと、しんみりした気分になりました。（1993・1・17）

慣れることのない〝死〟

看護師として働く間には、患者さんの死にも何回となく出会いました。

ときどき、「人が死ぬことに慣れちゃうことってないの？」と友人から聞かれることがあるのですが、それは決してありません。

人の死に限らず病院という世界は、かなり刺激の強い世界。血を吐《は》いて倒れる人もいれば、行ってみたら息が止まるところだった、なんてことも……。

そうした状況に立ち向かい、力をつける中で慣れが生じないとも限りません。しかし、慣れそうになったときに限って〝がつん〟と目を覚まさせてくれる事件が起こるものなのです。

死とはたいていの場合、突然訪れるものではなく、そこにいくまでにはさまざまなプロセスがあります。経験を積めば、そのプロセスをある程度予測できるようにはなりますが、一年に何回かは不測の事態が起こる。

建前《たてまえ》としては、看護師や医師は病状の変化に対して予測的に対処しなくてはならないわけですが――。やはり私たちもスーパーマンではありませんから、いつもそうできるとは限らないのです。

予想以上に患者さんが悪くなるのが早かったり、思わぬ展開になることもしばしば。そんな場面に出くわしては、時には半べそかきながらおろおろし……。でも、それがあるからこそ私たちは刺激の強い生死の現場で感覚を麻痺《まひ》することなくやっていけるような気がしてならないのです。

患者さんの死を前にして思うことは、やはり死というものは避けられないものなのだ、ということ。それは亡くなった患者さんばかりではなく、私たち一人ひとりがそうなのです。

医学が進歩して、人が生きたいだけ生きられる世の中になることが悪いこととは思いません。しかし、その中で死が〝あってはならないもの〟として認識されるのは間違いだと思うのです。

死はいずれ訪れるもの。しかし、いざ訪れると、やはりたまらない気持ちになるもの。

ほどなく亡くなるだろうと分かっている患者さんでも、いざ亡くなると私たちもご家族の方も、うろたえてしまいます。それは死というものが、人間の力を超える圧倒的な力を持っているからでしょう。

それでも、すべての死が予想通りに運んだら、私たちはだんだん死に対して謙虚《けんきょ》でなくなるかもしれない。そしてまるでそれをいさめるかのように……。忘れたころ急変が起こるのです。

(1993・3・21)

人間の弱さ、それゆえの限界

違う病院で看護師をしている友人から、ため息まじりの電話を受けました。

「おととい、白血病の二十歳の女の子が亡くなったの。化学療法があまり効《き》かなくて、発病してからの一年間はずっと病院暮らしだった。お父さんは亡くなっていて、母親とお姉さんが交代で付き添ってたんだけど。やはり患者さんが若いぶん、家族の方々はあきらめがつかないようで、彼女がちょっとでも苦痛を訴えると、真夜中でも〝なぜ先生はすぐに来てくれないの〟って主治医を呼ぶように詰め寄ってくる感じでね。私たちも頑張って気持ちにそうよう努力したんだけど、最後まで心を開いてはくれなかったわね」

彼女の言葉を聞いて、私もいろいろ思い出しました。私が看取った中で一番若い死は、二十一歳の女性。

病気は髄膜炎《ずいまく》で、がんなどの悪性疾患《しっかん》でなかったぶん、家族は治るものと思っていただけに、死に際しては阿鼻叫喚《あびきょうかん》だったのです。

彼女はさらに続けます。

「最後は肺炎による敗血症からものすごい高熱が出てね。体中を氷まくらで冷やしている状態だったわ。家族の方も、ちょっとでも氷が溶けると〝熱が上がっちゃう〟と大騒ぎで。あくまで対症療法だったし、本人の意識はなかったから、最後は家族の満足のためにやってたという感じもあったのね。でも、いざ亡くなったら〝肺炎を起こしたのはあなたたちが体を冷やしたせいよ。もっと温めてくれれば娘は死ななかったかもしれない〟って責められたわ。多分、やり場がない気持ちをどうにもできないから、私たちに向かってくるんでしょうけどね。あとから話して、少しは落ち着いてくれたけど、一時は〝訴えてやる〟とまで言われて……。つくづく、看護師って因果《いんが》な仕事だって思っちゃった」

気持ちが分かりすぎるだけに、私には返す言葉もありません。私も同じような場面は何回かあったし、これからもきっとあるでしょう。

理不尽《りふじん》な不幸に襲《おそ》われた時に、何かのせいにせずにいられないのは、多くの人間に共通した弱さなのだと思います。それは私もそうだし、電話口の友人もきっとそう。でも、その気持ちが分かりつつ、それが許し切れないのも、やっぱり人間ゆえの限界なのだと思うのです。

「やっぱり、そんなこと言われたら、こんちくしょうって思うよ。だって、こっちだって一生懸命やってるんだもん。でも、まあ仕方ないかって自分をなだめて。こうやって私たち、定年まで働くのかしら」

そういう彼女の言葉に、私は不思議なさわやかさを感じていました。

（1993・9・26）

肉親の死から何を学べるか

亡くなっていく人を見送るのはどんな時でもつらいものですが、まだ大人になりきれない子供を残して亡くなっていく患者さんの死には、独特のやりきれない思いが残ります。

さぞかし本人が無念だろうと思うのはもちろん。同時に、残された子供の記憶に、どんな親のイメージが刻《きざ》まれたかが気にかかってしまうのです。

若すぎる死の多くは、もとの体自体が丈夫であるぶん、苦痛の時期が長引くもの。その苦痛の中で、多くの患者さんは、理性的ではいられませんし、結果として、かなり悲惨《ひさん》な状況になってしまう場合が多いのです。

便失禁しながら、身の置き所なく、身もだえている親の姿。苦痛のあまり、肉親や医療者に当たりまくっている親の姿……。

そうした悲惨な状況の中でその親の死を看取《みと》った時、その子供の中には、健康だった時の、強く、優しかった親の姿が、果たして残るものでしょうか。

そう考えると、親の死に目に会わせてあげたいとは思いつつも、子供を長いこと死に行く過程につきあわせるのは、ふびんにも思ってしまうのです。

確かに、違う考え方もあるでしょう。

人間は、いつか死に行くものであり、その時に備えて、死について学ぶことは必要なこと。そのために、肉親の死を看取るのは、何にも増した学びになることは確かだと思います。

また、たとえ親が長生きしたとしても、親はいつまでも強い存在ではありません。いつか、親の弱い部分を見ざるを得ない時は、いやが上にも来る。それが早いか遅いかの違いにすぎないと言えば、それはそうなのかなとも思うのです。

それでもやはり、人間の行く末を早く見過ぎた場合、よほどの精神力がないとその体験をプラスに変えるのは難しい気がします。

私が看護師になりたてのころ、他人である患者さんの死を見てさえ、〝どんなにいい生き方をしたとしても、いい死が待っているわけではないんだ〟と思い知り、がく然としたもの。根が楽天的だったから〝だったら今を大事にしましょ〟と思えたものの、そうでなかったら、妙に老《ふ》け込んだ人間になっていた気がするんです。

かといって、死に目に会えないのはかわいそうだと思いますし、見ている看護師の心にも、ついつい迷いが生じます。

ここで、残されるもう一人の親が、しっかりしていてくれれば、看護師のほうで気をもむ必要はないのですが。そうでない場合は、ついつい思い悩んでしまうのです。

（1993・1・10）

心から大切にしたいものを持つ

私が新人の看護師だったころ、同じようにぜんそくで入退院を繰り返している、枯れ木のようにやせた女性が二人いました。二人とも七十歳前後と、だいたい同年配。

もとの仕事も、芸者さんと料亭のおかみさんと、いずれにせよ、素人《しろうと》には太刀《たち》打ちできない、つやっぽさと迫力《はくりょく》のある人たちだったことが忘れられません。

二人とも独身を通し、身寄りといっても、あまりいないようでした。それでも彼女たちとよく似た感じの女性客が、よく面会に来ていて、時に華《はな》やいだ笑い声が、痰《たん》のからんだ咳の合間に響《ひび》き渡っていたものです。

もと芸者さんの自慢は三味線でした。

いよいよ独り暮らしがままならなくなった彼女は、いったん退院したあと、老人病院へ転院することに。その一時退院のある日、彼女は私にこう言いました。

「いろいろ整理しなくちゃならないんだけど、一番困るのはお三味線なのよ。趣味でやってる人はいるけど、私らの三味線は、素人さんには使いこなせないもの。潔《いさぎよ》く、捨てていこうかしら」

そう言った時の彼女の背は、いつになくしゃんと伸びていました。

もとおかみさんが大切にしていたのは、十四以上の犬でした。それも、ドッグショーに出すような、血統書付きの、いい犬ばかり。

もちろん、ぜんそくに犬なんて、一匹だっていいわけはないんですが、彼女の場合、人を雇ってまで世話をさせ、もうそれが唯一の生きがいだったのです。

元気な時は、犬の自慢話を随分、聞かされたもの。彼女は結局、私の病棟で亡くなりました。最後まで、彼女は次のドッグショーのことを気にかけ、その死を看取ったのは、これまで面会に来ていらっしゃった女性ばかりでした。

転院したもと芸者さんも、ほどなく亡くなったと聞きます。

夫も子供もいない、独り生きてきた女性の死に際を、〝淋《さみ》しい死〟と見る人もいることでしょう。しかし、芸にしろ、犬にしろ、心から大切なものを持つことができ、本当に心から集まってくれた友人に看取ってもらえる死は、幸福な死のようにも思うのです。

死によって、大切なものから引き離されるのは、悲しい。でも、それ以上に悲しいのは、大切にしたいものを持てないことでしょう。（１９９３・２・28）

動物の死は純粋な悲しみ

私は大の猫好き。今（一九九三年現在）住んでいるのはアパートなのですが、家主さんの理解があり、ミルクという名の雌猫《めすねこ》を一匹飼っています。近所にも猫好きの人が多く、アパートの近くの駐車場はさながら野良猫の団地。みんなでえさをやり、一四ずつ段ボール箱の小屋を作ってやった上に不妊《ふにん》手術までしているんです。

ほんの一週間ほど前、その猫団地の一番の古株《ふるかぶ》にして一番の人気者だった雄猫《おすねこ》のトラ太が、十年足らずの一生を終えてしまいました。口の中にけがをしたのが原因で全くものが食べられなくなり、最終的には餓死《がし》に近い状態でした。近所の人が総出でトラ太の食べられそうなものを買ってきたり、獣医さんに連れていったり。中には百グラム千円の牛肉を買ってきた人もいました。

それでも何も食べずにトラ太は弱っていくばかり。最初は傷の手当てだけだった獣医さんも仕方なく点滴を始めることにしたのです。

そしてそれからは、数人がかりで押さえつけての点滴。みんなかわいそうだと思いつつも、それをしなければトラ太は死んでしまう。立ち上がれないほど元気がなくなり、声もかれて出なくなっても、名前を呼ぶとしっぽを振ってこたえるトラ太を見ると、誰もそれをやめようとは言い出せませんでした。

「看護師さん、点滴だけでどれくらい保《も》つもの？」とみんなが聞きます。はっきり言って、普通の点滴から入れられる栄養は濃度の低いブドウ糖がいいところで、タンパク質はほとんど補給できません。人間の場合なら鼻から胃に管を入れて栄養を補給するとか、太い静脈に点滴を入れるとか方法があるのですが……。猫であれば、そこまではとてもできようはずがありません。

「タンパク質入れられないし、絶対的にカロリーが不足してるから……。食べられるようにならない限り難しいと思います」

そう答えながらも、私自身、奇跡《きせき》を祈っていました。しかし奇跡は起こらずみんなが治療を続けるべきかどうか迷い始めたころに、トラ太は死んでしまったのです。

人間の死を多く見てきたにもかかわらず、私は動物の死には人間とは全く違う独特の悲しみを感じます。それは単独で純粋な悲しみ。人間と動物の関係は人間同士のそれのようにどろどろしたものはなく、残されるのはただ楽しかった思い出だけなのです。

今も駐車場に行くと、トラ太がいるような気がします。いたずらに苦しみを長引かせたのかと後悔もあります。元気が出るまで、もう少し時間がかかりそうです。

（1993・8・22）

死を目前にしても許されぬ事情

もうだいぶ前のことですが、私の勤める内科病棟で三十代半ばの男性が亡くなりました。死因は消化器系のがん。身体の不調を訴えて病院に来た時はすでに手遅れの状態で、入院して一ヵ月もたたぬ間に亡くなったのです。

死にはいいも悪いもないとは思う。でも、あえて言うなら、亡くなる人の年齢が若いほど、やはり見送る側はどうにもならないやりきれなさを覚えるものです。そして彼の場合、その年齢が若かった上に、医療者以外に看取るもののない死だったので……。今思い出しても、気の毒だったなあという思いがよみがえります。

彼にはすでに両親はなく、遠く離れた故郷に兄弟が暮らしているということでした。入院してすぐにその兄弟に連絡を取ったのですが「忙しいのでうかがえません。あまり付き合いもないので」という返事。彼はどんどん状態が悪くなり、今日か明日かという状態になってしまいました。

こうなると、身内がいるならどうしても連絡を取らなくてはなりません。というのも、楽観的に考えて見舞いに来なかった身内から、いざという時になって「なぜもっと悪い状態だと言ってくれなかったのか」とクレームがつくこともある。それに何より、身内がいるならば少しでも寂しい旅立ちとならぬようにはかるのが、私たち医療者の務《つと》めと考えているからです。

そしてある晩、本当にあと数時間という状態になった時、主治医と看護師が兄弟の家に再び電話をしました。「いよいよ、患者さんが悪い状態です。急いでお越しいただかないと、間に合わないと思うのですが……」

すると、電話口に出た兄という人が、こう怒鳴《どな》り始めたのです。「もう、やつは勘《かん》当《どう》した男なんだから、おれたちには兄弟でもなんでもないんだ。縁もゆかりもない人間の死に際を見に行く義務がどこにある？　墓にも入れないから、そっちで勝手にやってください」

結局、彼は私たちだけで看取り、ご遺体は無縁仏となったと聞きます。生前の彼がその兄弟の皆さんに何をしたのかは分かりません。私たちにとっては物静かな我慢強い患者さんでしかなかった彼ですが、昔はいろいろなことがあったのかも知れない。その未知数の部分を思えば、簡単にことの善悪を決められないでしょう。

しかし……。私たちだって、ほかに方法がなかったから連絡したんです。怒鳴られたときにはやっぱり泣きたいほど悔《くや》しかったし、彼がかわいそうでした。そして、あまりに淋しい死を見たという私たちの側のむなしさもまた、割り切れないものとして残りました。

（1993・8・1）

病院には明日のない人がいる

私がまだ看護学生だったころ、肺炎を繰り返して入院している八十代の男性がいました。認知症があるために、時として騒いだり暴れたり。今にして思えばかなり手のかかる患者さんでした。

実習は学生五人が一グループになって各病棟を回ります。実習に出だして間もなかった私たちは、彼のような認知症の患者さんはほとんど見るのも初めて。いろいろ訳の分からないことを言われては、ひとつひとつに衝撃を受けていたものでした。

実習も三週間目に入ったころのこと。彼がいつになく機嫌《きげん》がいいのを見て、私たちはひとつ彼のひげそりをさせてもらおうと思い立ちました。それまでの彼は暴れるためにかみそりなどとても当てられず、ひげが伸び放題。まだ多くのことができない学生の身としては、せめて何かできることをしたいという気持ちだったのです。

学生指導の看護師の許可を得て、学生五人がかりでのひげそりが始まりました。車いすに乗せ、根気よく話しかけ機嫌を取りながらの必死のひげそりです。一人がシャボンをはけで顔に塗《ぬ》り、一人が手早くそり、残りの三人は彼の顔をうまく押さえたり、なだめたり。

それでも、最初はにこにこしていた彼も、時間を追うごとに不機嫌になり、とうとう半分そったところで、暴れ出してしまったのです。

そうなると、もうひげそりどころではありません。やむなく半分ひげをそったところで〝あとは明日〟ということになりました。ちょうど面会に見えた娘さんはそれを見てびっくり。

「私たちには絶対そらせないのに。本当にありがとうございます」と言ってくださり、私たちは翌日またひげそりの続きをしようと、楽しみに家に帰ったものでした。

ところが翌日実習に出てくると、彼のベッドはきれいに片付けられていたのです。私たちはみんな息をのみました。元気になって帰れる状態でないのは、私たちの目にも明らかだったから。

「ゆうべ、痰が詰まってね、いろいろやったんだけど駄目で……。朝方、亡くなってしまったのよ」

夜勤で働いていた看護師が気の毒そうに教えてくれました。

病院には明日がない人もいるんだということを、その時私は知った気がします。だからといって、毎日毎日ベストの仕事をし続けている自信はないのですが……。

ただ、ひげの半分をそり残すような仕事だけはしないように、と肝《きも》に銘《めい》じていま
す。（1993・10・17）

意識の明確なうちに最期の言葉を

看護師として働きだして、この八年の間に、多い年は五十人以上の患者さんの死を
見送ってきました。

もちろん、交代勤務ですから、すべての患者さんの臨終《りんじゅう》の場面に立ち会うわけでは
ありません。それでも、さまざまな場面で、外からの情報で作られていた死のイメー
ジと現実の死のギャップを感じ、人間の世界の奥の深さをのぞく思いがします。

人間は、死に際して何を言い残すのか——。

思い出深い三人の患者さんのお話です。

心筋梗塞《こうそく》で入院してきた八十六歳のKさんは、入院する前日まで元気で、ゲートボ
ールに打ち込んでいた若々しいおじいちゃん。しかし、入院してからは、脳の虚血も
あって急速に認知症が進み、訳《わけ》の分からないことをぶつぶつつぶやくようになりまし
た。

唯一彼の言葉がはっきりしたのは、ゲートボール仲間のガールフレンドが来た時。見舞いの人が退《ひ》けたあと、

「Kさん、お見舞いの方がいらっしゃいましたね」

と私が声をかけると、彼はちょっと不気味な顔でにっと笑い、

「み〜んな〜、み〜ぼ〜う〜じ〜ん〜」

と、はっきりと言葉を発したのです。〝未亡人〟という言葉が、ある種の高齢の男性にとって、強いインパクトをもつものだということを、その時私ははじめて知りました。

その彼は、その後もどんどん状態が悪くなり、無言の日々が続くようになりました。そしてある日、ゼロゼロとからんだ痰を口から吸引しようとして、

「痰を取りますよ。うまくごほんと咳をして痰を出して下さい。はい、ごほん」

と私が言うと、彼はしばらくして「ご・ほ・ん」と言ったあと、突然、

「お〜ま〜ん〜」

と言ったきり、何も言わなくなりました。それから数日意識がない状態が続いて彼は亡くなりましたが、最後に私が聞いた「おまん」。それが彼の、最期の言葉だったのです。

　また、胃がんで亡くなった九十歳のある男性は、盛んに何かをつぶやいていましたが、家族の人には、聞き取れず、

「看護師さん、何か必死に言おうとしてるんですけど、私たちには分からないんですよ」

　と、途方《とほう》に暮れておられました。言葉を発しようとしても、口が乾いて、声も力無く、言葉にならないのです。

「何ですか？　何をおっしゃっているんでしょうか？」

　手を取りながら、私も必死に彼の口の動きを見ました。しばらくして、私には彼の言っていることが分かりましたが、今度は、それを家族の人に言うか言わないか、迷ってしまったのです。

「がま口、やらん」

　彼の口は、確かにそう動いていました。まわりには、お子さんから、曾孫《ひまご》さんまでが勢揃《せいぞろ》い。

「おじいちゃんが具合悪い」

　と、泣いている幼い女の子までいます。この状況で、私は、

「『がま口、やらん』とおっしゃってます」

とは、どうしても言えませんでした……。

そして最後は、信心深いクリスチャンの、五十代の女性の言葉。彼女は、肺がんで亡くなる時に、苦しげな息の下で、こうおっしゃいました。

「粗末《そまつ》な格好で逝《い》かせて下さいね。天に迎えていただけないから」

そのあとは意識も混濁《こんだく》して、何を言っているか聞き取れなくなりました。私が覚えている限り、一番立派な最期の言葉は、この彼女の言葉だという気がします。敬虔《けいけん》という言葉が、そのまま人格になっている……、そんな女性でした。

この三人の患者さんが忘れられないのは、最期の言葉を言い残していく人が、それだけ少ないということでもあります。意識がなくなる瞬間を誰かが見ているという場合は意外に少ないもの。また、最後は訳の分からないことを延々言いながらだんだん意識が落ちていく、というパターンが多いので、何が最期の言葉なのか、家族も分からないうちに逝ってしまうのです。

死に方はその人の生き方の総決算とは言います。でも、患者さんの多くは、病気が進む過程で、思考能力の低下をきたしますから、最期の言葉が何だったかでその人の人間性を判断することは、やっぱりできない気がします。

「おまん」と言い残した彼も、「がま口……」と唱え続けた彼も、そしてクリスチャンの彼女も、精いっぱい生きた。そう思うと、祈りも、「おまん」も、「がま口」も、同じように切なく、趣《おもむき》深いものとして、私の記憶に刻まれるのです。

（1995・7）

看護師は病院辞めても看護師だ！

これまでにも繰り返し書いてきたように、私は五年前（一九九〇年）に研究職の夫と暮らすようになって初めて、理系人間の生態を知りました。しかし、実は私、いわゆるサラリーマンという人の生態も、夫と暮らして初めてわかった。なぜかと言えば、私が育ったのは、フツーのサラリーマン家庭ではなかったからなんです。

私の両親は、母が自由業、父はテレビ局に勤めていました。しかし、脚本家志望だった父は、定職についたのが、四十の声が聞こえる頃。家計の中心になって働いたのは母のほうで、父は、良くも悪くも、典型的なサラリーマンではなかったんです。

そして私も、共働きになりました。彼は絶対、〝女房を食《く》わせる〟のはいやなんだそう。一家背負《せお》って、の気負いもなく、あくまでマイペースの彼は、後輩からも、「藤江さんはハングリーじゃない」と言われるほどですが、それでも、サラリーマンのある種の悲哀《ひあい》が見えかくれすることがあります（ちなみに、宮子は旧姓なので、夫は姓が違うんです）。

それは一言で言って、〝会社を辞める自由がない〟こと。かなりのリスクを負って独立するか、他業種に移るのでもない限り、サラリーマンの転職は、かなり厳しいのが現実でしょう。同業他社に移って今以上の給料を得るのは、この不景気では、ほとんど不可能に近い。夫のようなサラリーマン研究者は、今いる会社でいかに自分のやりたいことをやるか、心血《しんけつ》を注いで考えることになるわけです。

ところが看護師の場合、今いる病院が嫌なら、次へ行くという選択が、いつでもありえます。ただ、それも良し悪しで、この発想が時に安易な転職に結びつき、現状を変える力にはならないという、悪影響も出てきます。また、〝女だから必死に働かなくていいんだ〟的な意識に出くわすと、なんとも情けない気持ちにもなるのですが――。

それでも、やはり、自分はここを辞めてもまた看護師として食っていけると思えばこそ、湧《わ》いてくる力もあるんですよ。

私は昔から〝言いたいこと言い〟なので、組織の中で長く勤められる人間ではないと思ってきました。そんな私が十年以上も一つの組織の中でやってこられたのは、逆説明的ですが、〝いつでも辞められる〟という気持ちがあったからだと思うのです。

もちろん、現実的には、三十二歳になった今（一九九五年）、同じ規模の病院に移るのは、難しくなりつつあります。不況のせいで看護師のなり手が増えた結果、病院も以前ほどの人手不足ではなく、雇う側が選ぶ時代になってきていますから。

これが、地方に行こうと思ったら、なお大変。職場が少ない上に長く働く人が多いので、Uターンすらままならない看護師の友人が何人もいます。

それでも、働く場所さえ選ばない気なら、雇ってくれる病院はいくらだってある。本当に心から許せないことが職場であれば、それに甘んじて耐える必要は、まるでないわけです。

働き続ける間には、もちろん、〝くそっ〟〝ちくしょう〟と思うことも、たくさんありました。職場を移ろうと本気で考えたこともある。でも、その上でやはり続けることを選んだのは、いろんなものを天秤《てんびん》にかけた結果、今の職場に残ることがベストだろうと、私が選んだから。大事なのは、自分の意志で働く場所を選べるという事実であり、実際に職場を移るかどうかは、また別の問題なんです。

つまり私は、〝いつでも辞められる〟と思えたからこそ、同じところにとどまってこられたのだと思います。いろいろな問題に直面した時、そりゃあ逃げてしまいたい時もあった。でも、辞めることはいつでもできると思えばこそ、もう少しここでがんばってみようと思い——、気付けばいろんな愛着も湧いて、離れがたくなったのが、この十年間だと思うのです。

こうなっては、多分、もう簡単に転職はできないでしょう。それでも〝ここを辞めても私は看護師。どこでも働ける〞と思い続けることが、自分のスタイルを貫《つらぬ》く原動力なのです。

夫は、自分の好きな研究で給料をもらい、サラリーマンとしては恵まれた立場にあるように見えます。それでも、この転職の自由がないことは、漠然《ばくぜん》ときついらしく、「あなたは病院辞めても看護師だけど、僕は会社辞めたら、ただの人ですからねえ」と、ときどきぼそっと言います。彼も私も多分、このままでいけば、お互い定年まで同じ勤めを続けるんでしょうが……。それを使うかどうかはともかく、最後の切り札があるかないかで、気持ち的に違うのかも知れない。

あ～あ、看護師でよかったわ～。

（1995・10）

気負わずに生きていく

大学には入ったものの、就職にあぶれそうだった私が、大学を辞め、看護学校に入り、そして看護師になってから十年が過ぎました。

もちろん、この十年の間、ものすごくつらいことや悲しいことがあった〝はず〟なんですが……。

正直、辞めたいほど真剣に悩んだことはありませんでした。

それは、ひとえに〝無職〟の恐怖におびえた経験が、大きかったものと思われます。

こわ〜い師長さんから怒鳴られようと、二週間休みなしに働かされようと、患者さんからかみつかれようと、それらすべては、私にとって、仕事にあぶれるよりはるかにましなことだったのです。

細く長く生きたい私にとって、ともかく禁物なのは、一か八かに賭《か》けるヤマっ気。

成り行きから二足の草鞋《わらじ》ははいていますが、書いたり話したりなんて仕事は、本当に水物。あくまで自分の守るべき本道は看護師を定年まで続けることなんだと、固く心に決めている次第です。

そんな訳なので、毎日ばたばたしている割には、これまでそれほど強いストレスは自覚せずに来ました。

しかし、意外にそうでもないのかなあ、としみじみ思う発見を、先日してしまったのです。

それは何かというと、ずばり、白髪。

私はもともと天然パーマで髪が多く、黒々としているのですが、右の生え際《はえぎわ》の髪が、いつの間にか真っ白に変わっていたのです。

これは、表面から見ると全くわかりません。しかし、一度右の生え際をかきあげると、自分でもちょっと息をのむくらい、白髪が密集しているんですよ。

いや〜、文章ではこれをお見せできないのが、実に残念です。いずれホームページを作ったら（実は準備中）、この白髪頭をデジカメで撮って、一人でも多くの方にお目に掛けたいと思っています。

ともかくそのくらい、摩訶《まか》不思議な白髪なのです。

（ちなみに、こういう極私的なウケねらいに走るから、ホームページは発展しないと、夫は言うのですが。そんな批判にはめげず、私は、さらに〝今月の給与明細！〟

コーナーも作るつもりでいます。）

しかし、今でこそこんなふうに笑いのネタにしていますが、見つけたその瞬間は、涙が出るほどショックだったんですよ。

だって、いくらヘア・ケア、スキン・ケアにこだわらない宮子でも、知らない間に頭真っ白じゃあ、悲しすぎる。この調子じゃあ、一晩明けたらしわだらけか……。などと、不安はあらぬほうに発展していったのです。

しかしそこは、なんでも自慢したい私ゆえ、夫を鏡の前に呼びつけると、白髪を見せ、思いきり自慢しました。

「見てよ！　これは私の苦労の証拠よ！」

ところが、私の頭をじっと見ていた彼は、しみじみ感心した口調で、こう言ったのです。

「あなた、本当に、右脳しか使ってないんですね……」

私はもう、返す言葉がありませんでした。

しかし、こんなたわいもない会話に最後は大笑いしながらも、私は、この白髪を重く受けとめず、笑いのネタにする明るい彼の存在が力になっていることを、改めて感じました。

白髪が苦労の結果かどうかは別にしても、実のところ私は、この十年間に、きっとかなり疲れたし、めげることも多かったんです。

そして、自分がもっと前向きにがんばれば、つらい気持ちはなくなるはずだとか、疲れずいけるはずだとか、いろいろ考えましたが……。

十年働いてひとつ得た結論は、しんどいと思いながら、疲れながら、生きていくことも悪くない、ということ。今、ポジティブ発想がトレンドで、私もその大切さはわかりますが、その一方で、生きている限り人間は、心配したり、気を病《や》んだりする存在なんじゃないかとも思うんです。

そうやっていじいじしながらも、時に笑える、そのことが人間の強さではないでしょうか。

何事も明るければいいとは思わないし、悩まなければいいとも思いません。

これからも頭白くしながら、顔にしわ作りながら、気負わずに生きていくつもりです（注・現在は「ほんわか修士生活」というホームページを公開しています。ここで書いた計画とはだいぶ違いますが、よろしければお越しください）。（1997・6）

エピローグ――私が看護師を続けている理由、続けていく理由

内科病棟に九年間いたあと、神経科（精神科）病棟に移って、二年目（一九九七年現在）。看護師としてのキャリアは十一年になりましたが、絶対自分はこの方向でやっていくんだというものを、未《いま》だに私は見つけられません。

今のところの予定では、神経科での経験を積み、そちらの専門的な方向に進んでみてもいいかな、とは思っています。

といっても、私自身の関心は、ともすると、患者さん以上に看護師自身の心の問題にあって、いわゆる精神科領域の専門家になりたい、というのとも微妙に違うんです。

結果が出にくい領域であるにもかかわらず、看護師気質ゆえに、お互いに厳しくなりがちな看護の世界にあって、〝お互いがんばってるよね～〟ということを確認しあえることは、意外に大事なこと。

自分が看護師として働きつつ、しんどい思いをしていればこそ、同業者を少しでも力づける仕事ができたらな、というのが願いなんです。

こんなふうに、人を励《はげ》ますなんて言うと傲慢《ごうまん》に聞こえてしまうかも知れません。でも、人を励ましたいと思うのは、決して自分がすぐれているからということではなくて、むしろその逆。

私は人を励ますことで、自分を励まし、なんとかここまでやってこられた気がするし、看護師という仕事自体が根本的に人を励ます仕事だからこそ、それなりに生活してこられたような気がするんです。

看護師になる前の私は、本当にエキセントリックで、いつも思い詰めていて、他人とも自分とも、うまくやっていけない人間でした。

二十歳ころまでの私の一番の不安は、自分がまともに社会でやっていけるかということ。でもこの不安は、看護師になることで、どうにかクリアできたんです。

患者さんに対して私がしばしば言う、

「そうそう悪いことばかりは起こりませんよ」

「今日より明日のほうがつらいかも知れませんが、一ヵ月後は、きっと今日より楽でしょう。長いスパンで病状を見ていくほうがいいですよ」

などの言葉は、しばしば自分自身への励ましの言葉でもあった気がします。

つまり、人を励ます立場に立つことで、自分自身が鍛《きた》えられたり、肩の力が抜けたりするというのは、看護師という仕事自体が持っている力の一つ。物を書くか書かないかとは全く関係がない、本質的なものだと思います。

ましてや、患者さんを励ます側に立つ看護師を、さらに励ます側に立てたということの幸運は、いくら感謝しても、感謝しきれないほど——。

この幸運を与えてくれた多くの人たちに感謝の気持ちを表すために、私ができることはただ、この仕事を基本的には淡々《たんたん》と、続けていくことだけだと思うのです。

もちろん、このようなある種の使命感を私が持っているからといって、私は決して人のためだけに看護師を続けているわけではありません。

他の仕事同様、この仕事にもいろんな嫌《いや》なところはありますが、基本的には、私はこの仕事が気に入っています。

たとえば、頭と身体をほど良く使えるところや、世の中を悪くしてはいないと確信しながら働けることは、私にとっては、本質的な魅力《みりょく》ですし、日々表情を変える病棟の姿も、飽《あ》きなくていい。

そして何より、人間のいいところ、悪いところ、さまざまなものを見ることができるのが、つらさと裏表の魅力でもあります。

三年目のころは見るのもつらく、「なんでこんな人間の醜《みにく》い部分まで見なくてはならないんだろう」と感じられたことが、今では、これも看護師をやってるからこそ見ることができるものだと思えば、それなりに自分の中で納得してしまうようになっています。

これが単なる慣れでない証拠に、今でもその瞬間は、怒りや悲しみが込み上げはしますが。

そんな自分を取りあえず許して、強い感情をいったんやり過ごしてしまえば、後に残るのは、やはり人間へのある種の愛情だという気がします。

人間ああるべき、こうあるべきと、理想の姿を作ってそれと現実の人間とのずれを嘆《なげ》いていては、この仕事は続きません。

人間なんでもあり、と思いながらも、心の中で怒ったり、嘆いたり、笑ったり——。そうすれば、人の営《いとな》みは、すべて感動を呼ぶものではないでしょうか。

いい人だけが感動を呼ぶのではありません。

とんでもない人もまた、不思議な感動があります。

人に対しての畏《おそ》れと、興味さえなくさなければ、人生の裏街道をしばしば覗《のぞ》いても、そうそう人間、品が悪くはならないはず。そしてそうしたいろんな人との関わりで、私は多少、人間としても磨かれていくのだと信じています。

医療の現場で出会う患者さんは、このように実に多彩。そしてそこには、決して完《かん》璧《ぺき》ではないさまざまな医療者が関わり、複雑な人間模様が描かれていきます。

しかし、マスコミが医療について取りあげる時には、わかりやすい感動や問題提起を求めてか、〝いい患者さん〟のことしか取りあげない傾向があるように思います。

そして、感動ものであれば〝いい医療者〟、問題提起ものならば〝悪い医療者〟が取りあげられるのですが、実際の患者さんと医療者の関係は、そこまで図式的ではありません。

取りあえず弱者の側に立つ、というマスコミの姿勢がすべて悪いとは思いませんし、バランスという点では、その線をねらうのもやむを得ないと思っています。

ただ、本当に現場で働いている人間としては、そうしたわかりやすい図式にのって書くことを望まれても、それは無理だということ。

別にわざわざその図式に反発して書いているのではなくても、結果的にアンチテーゼになってしまう場面がしばしば出てきます。

でもそんな時に私が一番気にするのは、自分の書きたいことが図式と照らしてどうかではなく、その文章に、人を不快にさせる悪意がこもっていないか、ということです。

私は、もちろん不完全な、配慮の足りない人間なのですが、それでも、なるべくなら人を不快にさせずに生きていきたいなあ、とは思っているんです。

物を書いたり話したりすることは、自分の立場を明らかにすること。でも、それはそのまま、違う立場の人を踏みつけうることにもつながるという認識を、持つ必要があるのではないでしょうか。

それはそれで、開き直らなければやっていけないことなんですが、その一方で、「自分が言いたいことなんて、人に嫌な思いをさせてまで言わなきゃならないことじゃないんだよなあ」とも思う。

そしてそれは、人前で自分の意見を言う機会が与えられた人間が、多少わきまえておいたほうがいいことなんじゃないかと思うんです。

立場の違いから来るせめぎあいは、生きている以上、避けられないもの。しかし、そこからどの程度不快を与えるかどうかは、やはりその言説中に込められた悪意や、基本姿勢がエラソーかどうかで、大きく変わるんじゃないか——。

これが私の、物を書く上での、ほとんど唯一のこだわりなんです。

しかし良く考えてみるとこのこだわりも、やはり看護師をしていることと切り放しては考えられません。

看護師をしていると、本当に患者さんの人間性がよく分かります。身の回りの世話をしてくれる、権威《けんい》のない人間に対して、自分のことで手一杯の時にどう関わるか――。

これって、余りにシビアな試され方でしょう？

そのシビアさがわかればこそ、私たちは、それだけでその人の採点をしないようには気をつけています。受ける苦痛によっても、絶対にハンディは出てきますが、人間、かかる病気なんて選べるもんじゃありませんから。

でも、それだけに、立派だった人のことは、本当に忘れられません。

結局人間、最後に現れる差は、業績や経歴によるものではなくて、そこにあるのは、ただ人間性の差だけなんでしょう。

少なくとも、人間、いい仕事をするために払う努力程度には、いい人であるためにも努力をしたほうがいい――。

看護にしても、書くことにしても、仕事の質には大きく人柄が関わります。

エラソーにならず、少しでも人を不快にさせず、できればちょっとでもほっとしてもらえる。そんな人間をめざして、やっぱり努力を続けたいと思います。

そして、文章もまた、そんな雰囲気が伝えられたら、と。

それが私の、目標です。

書く仕事については、依頼が来ての仕事なので、この先依頼が来なくなったら、きっとそのまま私は消えていくでしょう。

同業の母親を見ていて、この仕事は流行《はや》りすたりのある仕事なんだということが良くわかりますから。無理にしがみつく気はもとからありません。

私にとっては看護師を続けることが、生き方のベース。その方向が狂ったら、これまで言ってきたことも、これからの生活設計も、すべてが狂ってしまうようで恐いのです。

今でも、看護師だけの給料で生活できるかどうか、いつも自分の生活を点検することは続けています。実際は、収入があったぶん無駄遣《むだづか》いはしちゃうんですけど。

ただ、コンスタントに出ていく住宅ローンなどの生活費は、絶対に増やさないように歯止めをかけています。

ちょっと生臭《なまぐさ》いお金の話になりましたが、生活していく上では、このお金の質って、とても大切だと思うんです。

これを得るために人間は、いろんな思いをして、時に人間関係や人間性まで変わってしまうんですから。

どのように稼《かせ》ぎ、どのように使うか。これは、暮らしの基本であり、きちんと考えなければいけないことだと思うんです。

実際、私の場合も、私が看護師としてきちんと収入を得ているからこそ、夫との対等な関係が簡単に築けており、この快適さは、何をおいても捨てがたいものです。看護師という定職がある安心感は、私にとっては、何物にも代《か》え難《がた》いものといえるでしょう。

この思いがあればこそ、精神的に追いつめられた三年目から五年目の時期にも、なんとか仕事を続けてこられたのだと思います。仕事への夢や理想だけでは、乗り切れない時期って、きっとどんな仕事にもあるはず。

こんな時はもう、働くというよりも、稼ぐことの大切さに目を向けて、その時期を乗り越えるしかないんじゃないでしょうか。

これからも、きっとそんな時期は来るかも知れない。でも、自分の気持ちをいろんな形でやり過ごしながら、時に向き合いながら、この先もきっとこの仕事を続けていくだろうなあ、という確信だけは持っているんです。

また、書くことの意味もまた、年齢とともに多少変化してきています。

三十代になって、やはり二十代のころよりは多少体力が落ちたことは感じてますし、また、親の老いという問題もいろいろ実感するようになりました。

一時期は、かなりうつ的になった時期もありましたが、それはもう、誰もが通る道なんだと思えるようになって、ようやく気分が上向いてきたところ。

この経過を通して、私は、いろんな人から情報を得て、自分だけが不幸なんじゃないと知ることが、どれだけ人間を力づけてくれるものかを、改めて実感しました。

私はこれまで、病《やまい》や老いといったものが、あまりに日常的なものとしてあったために、それを書き、伝えることの意味に、今一つ自信が持てなかったのです。

「こんな、日記みたいなこと書いて、役に立つんだろうか。申し訳ないんじゃないだろうか」と、いつも不安でした。

今でもその不安がないわけではありません。それでも、いざ自分が〝その人にとっては当たり前な話〟に励まされてみると、私の話にも、こんなふうに感じてくれる人がいるのかも知れないなあ、とは思えるようになりました。

私が見聞きし、感じたことを、悪意なく、伝えていけるよう、これからもちょっとだけがんばっていこうという気持ちに、今なっています。

最後に、一つ言い訳を。

この本に収められた文章は、それぞれ一九九三年から一九九七年までの間に書かれたもので、いろいろ事情が変わったり、矛盾《むじゅん》したことも出ています。

しかし、あくまでもその時に私が考えていたことをそのままお伝えしたかったので、敢《あ》えて整合性をもたせる加筆はしませんでした。

「おや」と思われた時には、書かれた年月日をご覧いただけると幸いです。

この本を作るにあたっては、収録を快く承諾して下さった東京新聞文化部の皆様、講談社『Ｑｕａｒｋ』編集部の皆様に、深く感謝いたします。

また、丁寧な編集作業を通じて、素敵な本に仕上げて下さいました、講談社生活文化第三出版部の横山三代子さん、安武晶子さん、ありがとうございました。

そして、この本を手にとって下さった読者の方に、改めてお礼を――。

本当に、ありがとうございます。

相変わらず、自信も、確信も、貫禄もない私ではありますが、おそらくこの線から大きく変わることはないと思われます。

しかし、もしこの先私の文章が、エラソーになったり、感じ悪くなっていることがあれば、いつでもご指摘下さい。
私が何より恐いのは、そのことなんです。

文庫版あとがき

今、私は47歳。看護師として24年目になりました。

この『ナースコール』が単行本で出た1997年から、13歳年を重ねたことになります。

昨年（2009年）の3月、私は22年間勤めた東京厚生年金病院を辞め、今は近くの精神科病院でバイトをしながら、大学院の博士課程に在籍しています。博士論文の研究では、現役の看護師にインタビューを行い、改めて看護師がどのように看護師である自分を引き受けて、生きていくのか考える日々です。

また、管理職から一スタッフに戻ったことも、看護そのものの面白さに立ち戻らせてくれる、良い体験でした。ともあれ看護師という仕事が自分は気に入っていて、それは自分の人生とのっぴきならない関係ができている。そんな実感があります。

一方で私は、定年まで働こうと決めていた病院を去ったことに対して、今も完全には気持ちの整理が付いていません。前言を翻《ひるがえ》した後味の悪さは、この先も消えない気がします。その一方で、今の人生を選んだことには、なんの後悔もなく、いつかはこうなる成り行きだったのかな、とも思うようになりました。

今の状況をひと言で言えば、今までの自分、今の自分を思い、とりあえず先の自分は棚上げしている。そんな今の自分であります。

こうした時期に、『ナースコール』文庫化の話があり、否応《いやおう》なく、自分の前言を振り返ることとなりました。「定年まで今の病院で働く！」と疑いなく働いていた時期の自分の文章を読むのは、正直しんどいなあ。そんな気持ちもあったのでした。

しかし、実際読んでみると、イタイ気持ちもあったのですが、それ以上に、今の自分に繋がるものも、多く見つけたのです。

その一番は、「できること」から「わかること」への明らかな転換がこの本の文章にあったこと。これが今の生活に繋がるターニング・ポイントだったように思います。文章を通して、当時の自分を振り返るのは、今の自分にとって、大事な時間だったと思います。

自分の近況ばかり書いてしまいましたが、この本を書いた時と、今とで、看護や医療をめぐる問題が、根本的に変わっていないことにも、言及しなければなりません。

でしょうか。

救急医療の破綻、医療費の財政問題と、むしろ事態は、深刻になっているのではない
こうした状況においても、日々看護師は働いています。その心意気を、多くの方に
感じていただければ、こんなにうれしいことはありません。

最後になりましたが、今回お世話になりました、講談社文庫出版部の西川浩史さん
に、心からお礼を申し上げます。西川さんには、この本に収められた科学雑誌『Ｑｕ
ａｒｋ』への連載当時にも、担当としてお世話になりました。お互い十数歳年を重ね
ての再会だったのも、この年月で変わったことと、変わらないことを推し量る、良い
機会となりました。

看護師の皆さん、そして看護師に関心を持つ全ての皆さまへ。心からご多幸をお祈
りいたします。

宮子あずさ

二〇一〇年十一月吉日

本書は、一九九七年七月に、小社より単行本として刊行されたものです。

|著者| 宮子あずさ　1963年東京生まれ。明治大学文学部中退、東京厚生年金看護専門学校卒。'87年より東京厚生年金病院内科病棟、'96年より神経科病棟に勤務。看護師として働きながら、多数のエッセイを執筆。また、大学通信教育のエキスパートで、働きながら短大1つ、大学2つ、大学院修士課程を1つ卒業している。2009年に病院を退職し、現在は大学院博士課程で学びながら、精神科病院にパート看護師として勤務。著書に『看護婦が見つめた人間が死ぬということ』『看護婦が見つめた人間が病むということ』（ともに講談社文庫）など多数。

ナースコール

宮子《みやこ》あずさ

講談社文庫

定価はカバーに
表示してあります

2010年12月15日第1刷発行

発行者――鈴木　哲
発行所――株式会社　講談社
東京都文京区音羽2-12-21　〒112-8001
電話　出版部（03）5395-3510
　　　販売部（03）5395-5817
　　　業務部（03）5395-3615

デザイン―菊地信義
本文データ制作―講談社プリプレス管理部
印刷―――豊国印刷株式会社
製本―――株式会社大進堂

Printed in Japan

落丁本・乱丁本は購入書店名を明記のうえ、小社業務部あてにお送りください。送料は小社負担にてお取替えします。なお、この本の内容についてのお問い合わせは文庫出版部あてにお願いいたします。

ISBN978-4-06-276825-2

講談社文庫刊行の辞

二十一世紀の到来を目睫に望みながら、われわれはいま、人類史上かつて例を見ない巨大な転換期をむかえようとしている。

世界も、日本も、激動の予兆に対する期待とおののきを内に蔵して、未知の時代に歩み入ろうとしている。このときにあたり、創業の人野間清治の「ナショナル・エデュケイター」への志を現代に甦らせようと意図して、われわれはここに古今の文芸作品はいうまでもなく、ひろく人文・社会・自然の諸科学から東西の名著を網羅する、新しい綜合文庫の発刊を決意した。

激動の転換期はまた断絶の時代である。われわれは戦後二十五年間の出版文化のありかたへの深い反省をこめて、この断絶の時代にあえて人間的な持続を求めようとする。いたずらに浮薄な商業主義のあだ花を追い求めることなく、長期にわたって良書に生命をあたえようとつとめるところにしか、今後の出版文化の真の繁栄はあり得ないと信じるからである。

同時にわれわれはこの綜合文庫の刊行を通じて、人文・社会・自然の諸科学が、結局人間の学にほかならないことを立証しようと願っている。かつて知識とは、「汝自身を知る」ことにつきていた。現代社会の瑣末な情報の氾濫のなかから、力強い知識の源泉を掘り起し、技術文明のただなかに、生きた人間の姿を復活させること。それこそわれわれの切なる希求である。

われわれは権威に盲従せず、俗流に媚びることなく、渾然一体となって日本の「草の根」をかたちづくる若く新しい世代の人々に、心をこめてこの新しい綜合文庫をおくり届けたい。それは知識の泉であるとともに感受性のふるさとであり、もっとも有機的に組織され、社会に開かれた万人のための大学をめざしている。大方の支援と協力を衷心より切望してやまない。

一九七一年七月

野間省一

野間宏
暗い絵・顔の中の赤い月
〈講談社文芸文庫スタンダード〉

解説・年譜＝紅野謙介
のB3
978-4-06-290107-9

敗戦後の文学界に彗星のごとく出現した新人・野間宏。衝撃のデビュー作「暗い絵」や「顔の中の赤い月」「崩解感覚」など、初期代表作六篇収録のオリジナル作品集。

小沼丹
銀色の鈴

解説＝清水良典　年譜＝中村明
おD6
978-4-06-290106-2

前妻の死から再婚までを淡々と綴った表題作、戦時下、疎開先での教員体験をユーモラスに描いた「古い編上靴」など七篇を収録。滋味あふれる小沼文学の代表作。

三木卓
震える舌

解説＝石黒達昌　年譜＝若杉美智子
みE3
978-4-06-290108-6

平和な家庭でのいつもの風景の中に忍び込むある予兆。それは、幼い娘の〈破傷風〉という病いだった。その子と両親と医師の壮絶な闘いを描いた衝撃の人間ドラマ。

講談社文庫　目録

講談社文庫　目録

講談社文庫　目録

森村誠一　殺意の接点
森村誠一　レジャーランド殺人事件
森村誠一　殺意の逆流
森村誠一　情熱の断罪
森村誠一　残酷な視界
森村誠一　肉食の食客
森村誠一　死を描く影絵
森村誠一　エネミイ
森村誠一　深海の迷路
森村誠一　マーダー・リング
森村誠一　刺客の花道
森村誠一　殺意の造型
森村誠一　ラストファミリー
森村誠一　夢の原色
森村誠一　ファミリー
森村誠一　虹の刺客(上)(下)〈小説・伊達騒動〉
森村誠一　雪煙
森村誠一　殺人倶楽部
森村誠一　ガラスの密室

森村誠一　作家の条件〈文庫決定版〉
森村誠一　死者の配達人
森瑤子　夜ごとの揺り籠、舟、あるいは戦場
守・誠　3分単〈1日3分・「簡単パズル」で覚える・英単語〉
毛利恒之　月光の夏
毛利恒之　地獄の虹
毛利恒之　虹の絆〈ハワイ日系人 母の記録〉
森まゆみ　抱きしめる、東京〈町とわたし〉
森田靖郎　東京チャイニーズ〈裏歌舞伎町の流氓《コンス》たち〉
森田靖郎　TOKYO犯罪公司
森博嗣　すべてがFになる〈THE PERFECT INSIDER〉
森博嗣　冷たい密室と博士たち〈DOCTORS IN ISOLATED ROOM〉
森博嗣　笑わない数学者〈MATHEMATICAL GOODBYE〉
森博嗣　詩的私的ジャック〈JACK THE POETICAL PRIVATE〉
森博嗣　封印再度〈WHO INSIDE〉
森博嗣　まどろみ消去〈MISSING UNDER THE MISTLETOE〉
森博嗣　幻惑の死と使途〈ILLUSION ACTS LIKE MAGIC〉
森博嗣　夏のレプリカ〈REPLACEABLE SUMMER〉
森博嗣　今はもうない〈SWITCH BACK〉

森博嗣　数奇にして模型〈NUMERICAL MODELS〉
森博嗣　有限と微小のパン〈THE PERFECT OUTSIDER〉
森博嗣　地球儀のスライス〈A SLICE OF TERRESTRIAL GLOBE〉
森博嗣　黒猫の三角〈Delta in the Darkness〉
森博嗣　人形式モナリザ〈Shape of Things Human〉
森博嗣　月は幽咽のデバイス〈The Sound Walks When the Moon Talks〉
森博嗣　夢・出逢い・魔性〈You May Die in My Show〉
森博嗣　魔剣天翔〈Cockpit on knife Edge〉
森博嗣　今夜はパラシュート博物館へ〈THE LAST DIVE TO PARACHUTE MUSEUM〉
森博嗣　恋恋蓮歩の演習〈A Sea of Deceits〉
森博嗣　六人の超音波科学者〈Six Supersonic Scientists〉
森博嗣　捩れ屋敷の利鈍〈The Riddle in Torsional Nest〉
森博嗣　朽ちる散る落ちる〈Rot off and Drop away〉
森博嗣　赤緑黒白〈Red Green Black and White〉
森博嗣　虚空の逆マトリクス〈INVERSE OF VOID MATRIX〉
森博嗣　φ《ファイ》は壊れたね〈PATH CONNECTED φ BROKE〉
森博嗣　θ《シータ》は遊んでくれたよ〈ANOTHER PLAYMATE θ〉
森博嗣　τ《タウ》になるまで待って〈PLEASE STAY UNTIL τ〉
森博嗣　ε《イプシロン》に誓って〈SWEARING ON SOLEMN ε〉

2010年12月15日現在